JN041337

認知症の人のイライラが消える接し方

植 賀寿夫
介護福祉士
ケアマネジャー
Kazuo Ue

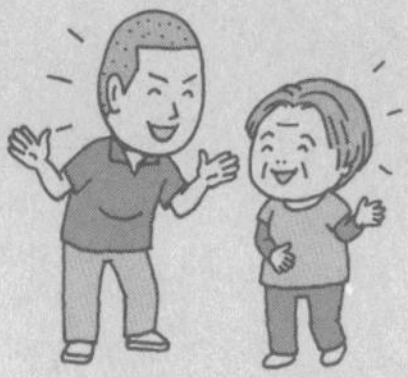

介護Library
講談社

すぐに怒る。
こちらの話を聞いてくれない。
意味不明なことを言いだす。

そんな認知症のお年寄りと
どう接していいかわからない――。
あなたは、そう悩んでいませんか?

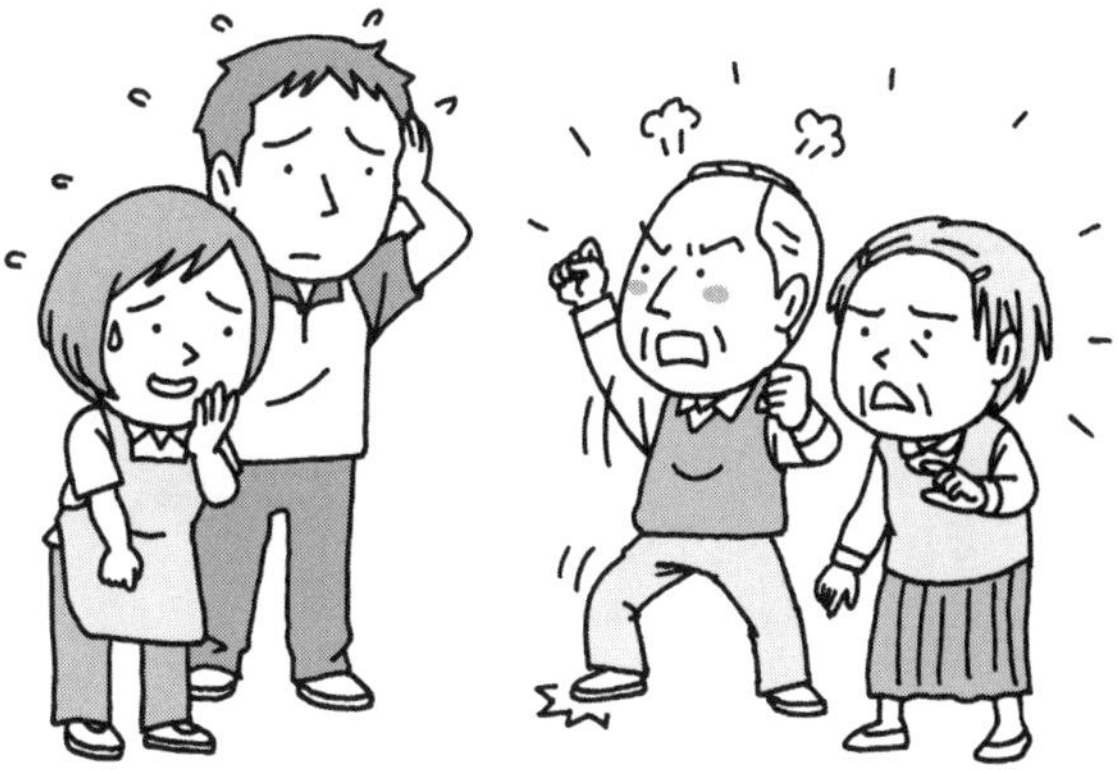

ギクシャクしているのは、
あなたが原因ではありません。
お年寄りも悪くはありません。
認知症のせいで「すれ違い」が
起こっているのです。

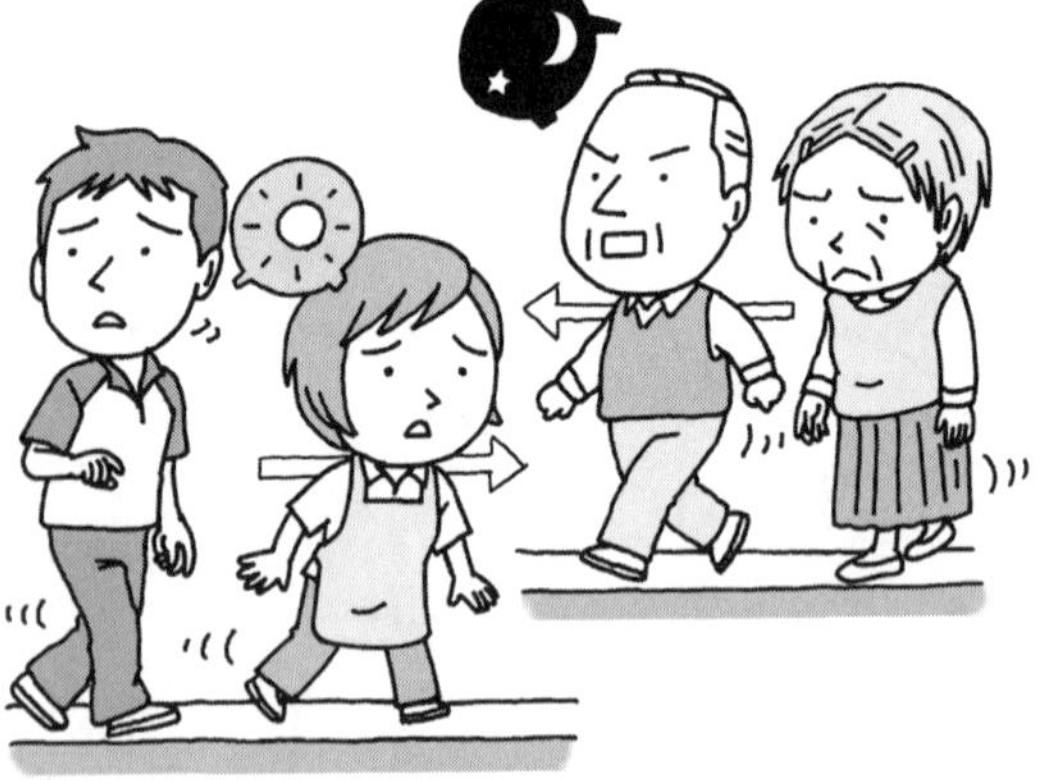

うまくケアできない原因は、
お互いの「人間関係」にあります。
認知症の症状は千差万別ですが、
人間関係を整えることで
問題の多くが解決できます。

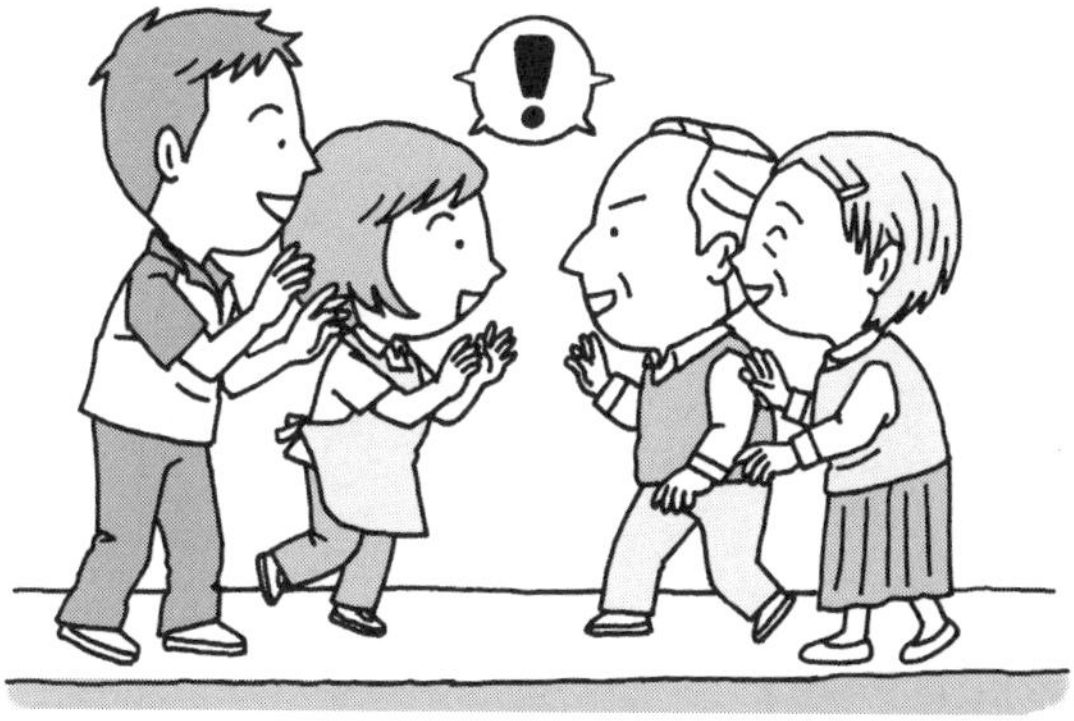

僕は、これまで介護現場で
多くのお年寄りと出会って
関係づくりの方法を
たくさん学ばせてもらいました。

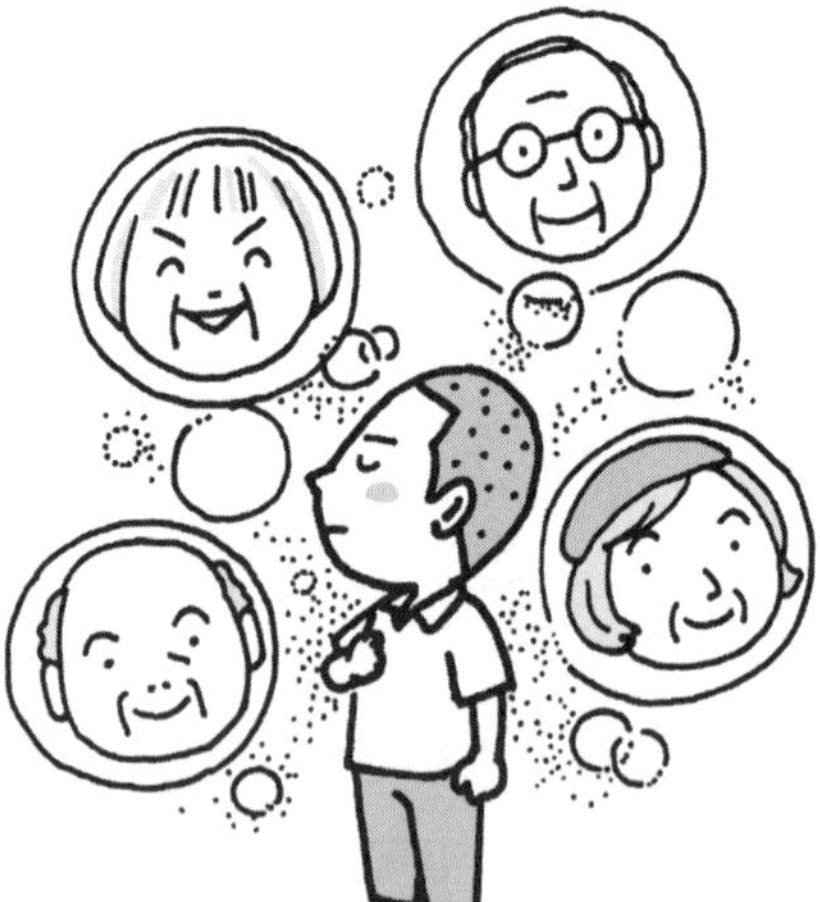

現場で得たその「学び」を
詳しく書いたのがこの本です。
介護家族にも介護職にも
きっと役に立つはずです。
ぜひ、読んでください！

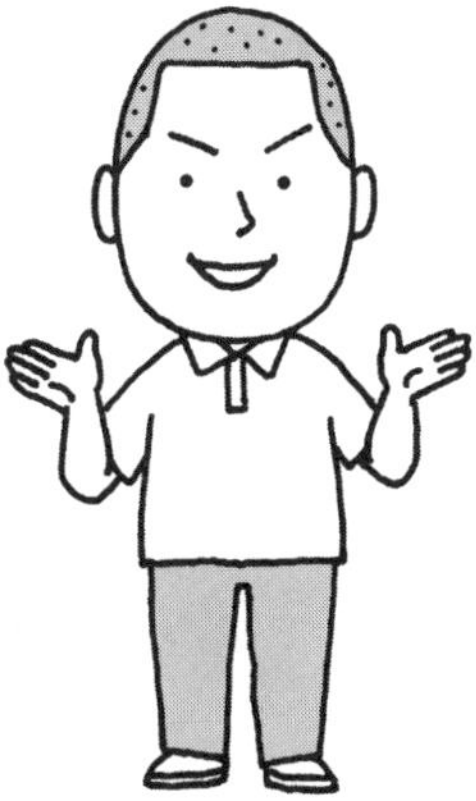

著者・植《うえ》 賀《か》寿《ず》夫《お》

の症状

認知症にはアルツハイマー型、脳血管性、レビー小体型などいろいろなタイプがありますが、いずれにも共通して起こり得る症状は以下のようなものです

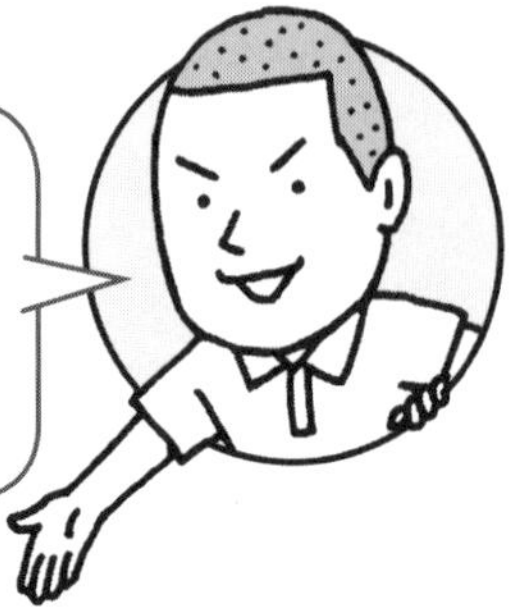

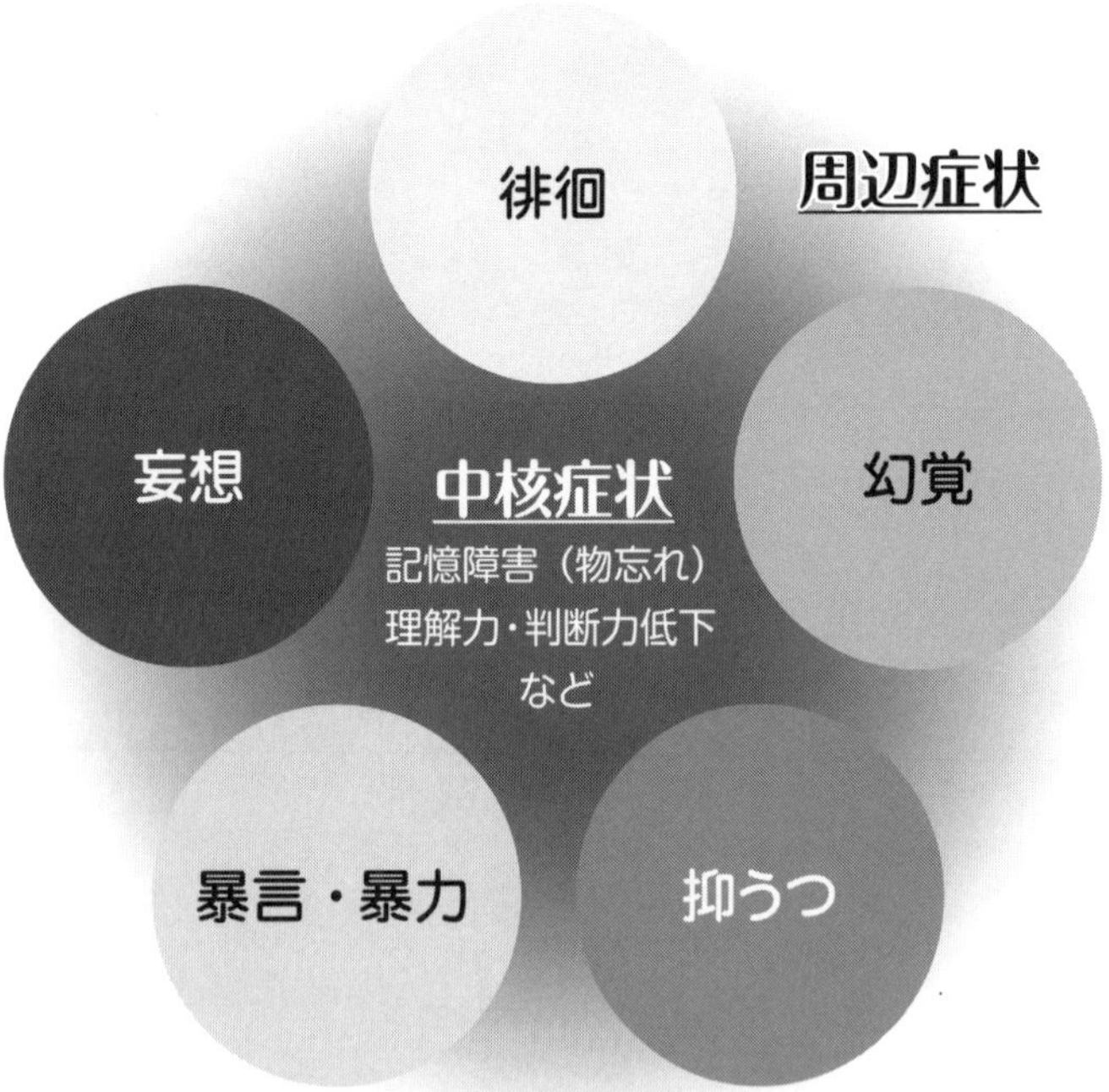

おもな周辺症状

徘徊	外出して戻れなくなる、目的地を忘れる（差別的との理由で、「ひとり歩き」などと言い換えられるようになった）
暴言・暴力	感情がうまくコントロールできず、手が出たり乱暴な言葉を口にしてしまう
幻覚	あるはずのないものが見える・聞こえる。レビー小体型認知症の場合は「幻視」と呼ばれ、特徴的な症状といわれる
妄想	「物を盗まれた」など、事実ではないことを事実だと思い込んでしまう

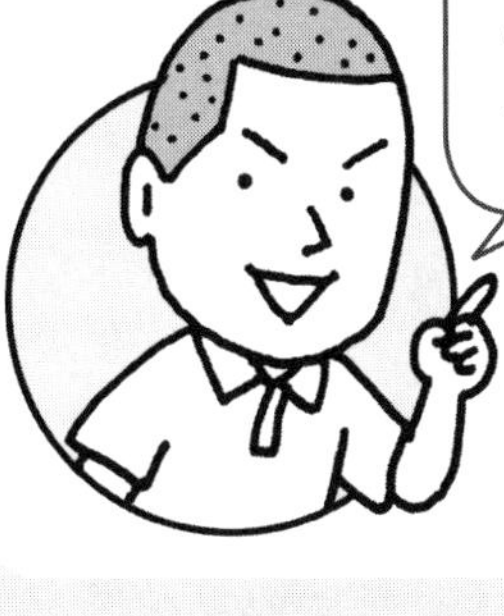

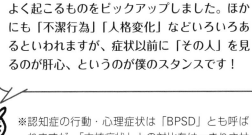

よく起こるものをピックアップしました。ほかにも「不潔行為」「人格変化」などいろいろあるといわれますが、症状以前に「その人」を見るのが肝心、というのが僕のスタンスです！

※認知症の行動・心理症状は「BPSD」とも呼ばれますが、「中核症状」との対比をはっきりさせるため、本書では「周辺症状」を使っています。

はしがき

前ページの図のとおり、認知症の症状には、「中核症状」と「周辺症状」があります。

お年寄りが、住み慣れた家や地域で暮らせなくなるおもな原因、それは、周辺症状です。

周辺症状が起こる。

すると、周囲はその人にどう接していいか、わからなくなる。

周囲の接し方が変わると、生活環境にも影響が出るので、認知症の人の混乱が深まる。

というわけで人間関係がギクシャクし、一緒にいても居心地が悪くなるんです。

自分の親や配偶者が認知症になったとき、

〈どうしたらいいかわからない！〉

こう困ってしまう家族はたくさんいます。

介護職のなかにも、上手に対応できない人がいます。

介護家族と介護職をあわせて、ここでは「介護者」と呼ぶことにしますが、そんな困っている介護者のみなさんに、僕や僕の同僚が培ってきた現場の知恵が参考になるのではないか。

そう考えて今回、この本を書きました。

僕は専門学校で介護福祉士の資格を取得したあと、介護老人保健施設（老健）、デイケア、デイサービスなどでの勤務を経て、広島県にあるグループホームの管理者となりました。グループホームは、介護職員のサポートのもと、認知症の人が共同で生活する施設です。僕が働いている施設の場合、定員は18名。

現在は「施設長」という肩書で、系列の他施設の職員研修などにも携わっています。そのため現場を離れることもありますが、これまで合計18年働き、多くのお年寄りに接してきました。

・健脚で、ものすごい勢いで施設から出ていく人
・無茶なワガママが絶えない人
・暴言・暴力が出てしまう人
・現実と嚙みあわない、不可解なことを言う人

こういう、世間で「問題老人」と呼ばれそうな方にもたびたび会いました。

困難事例に突き当たるたび、職員と知恵を絞って一緒に暮らす方法を考えてきました。
日々の実践のなかから見えてきたのは、認知症ケアの本質とは、

人間関係づくり

なのだ、ということでした。
認知症の人とあなたの人間関係を見直し、整える――。
そうすれば、穏やかに過ごせる時間はきっと増えます。
問題が起こっても、話しあって解決できるかもしれません。
お年寄りから無理な要望が出ても、お願いすれば、我慢してくれたりします。

では、お年寄りと人間関係を築き、整えるには、どうすればいいのか?

認知症があっても、同じ「人」であることに変わりはありません。
だから普通に「その人」と付きあうのが、接し方の基本となります。
そして、周辺症状が出るときだけ「特別な工夫」をする。
その特別な工夫こそが認知症ケアなんです。

この本では、事例とともにいろいろな工夫を紹介します。

すべてが「正しい」「役に立つ」とまでは言いません。

でも、多くの方法を知っておくことは大事だと思います。

ケアのストックを増やすつもりで、読んでもらえると嬉しいです！

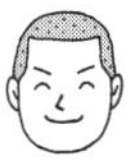

僕が働いている「みのりグループホーム川内《かわうち》」（以下、「みのり」）は広島にあります。

僕は広島県民で、入居者もほとんどが広島の方。会話は広島弁が普通です。

聞き慣れない表現があるかもしれません。

でも、ありのままをお伝えするため、会話は方言のまま再現しました。

では、さっそく始めたいと思います！

※プライバシーに配慮し、地名や人名は仮名としました。事例にはその趣旨を壊さない範囲で改変を加えています。
※著者は２０２２年７月に「みのりグループホーム川内」を退職し、現在は「デイサービスそうら」の代表を務めています（２０２２年７月、第５刷への追記）

認知症の人のイライラが消える接し方　目次

第2章

「頼れる人」がいれば介護はうまくいく

第3章

「すれ違い」をなくして人間関係を整える

第4章

お年寄りに納得してもらえる「約束」のケア……143

第5章

第1章

大事なのは「お年寄りとの人間関係」

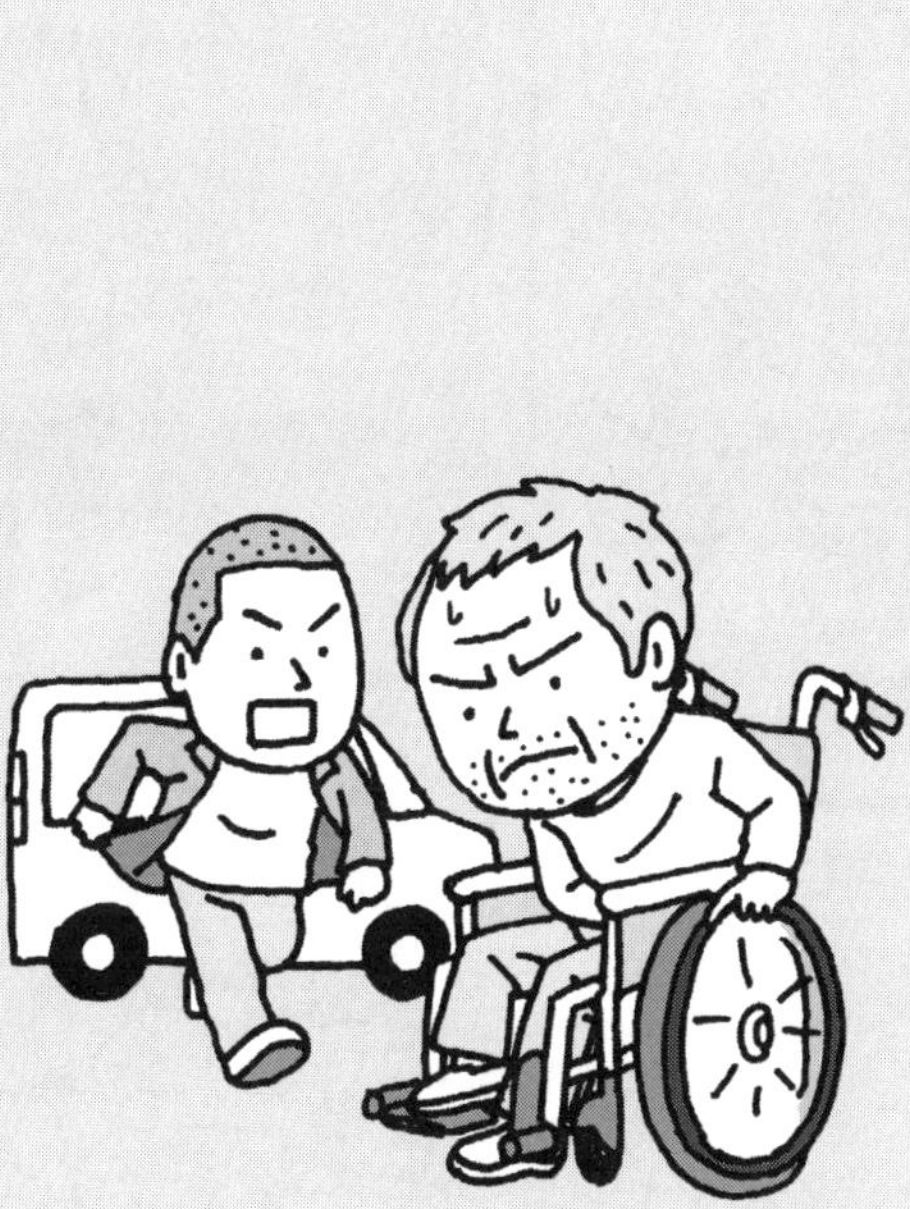

おばあちゃんの墓参り

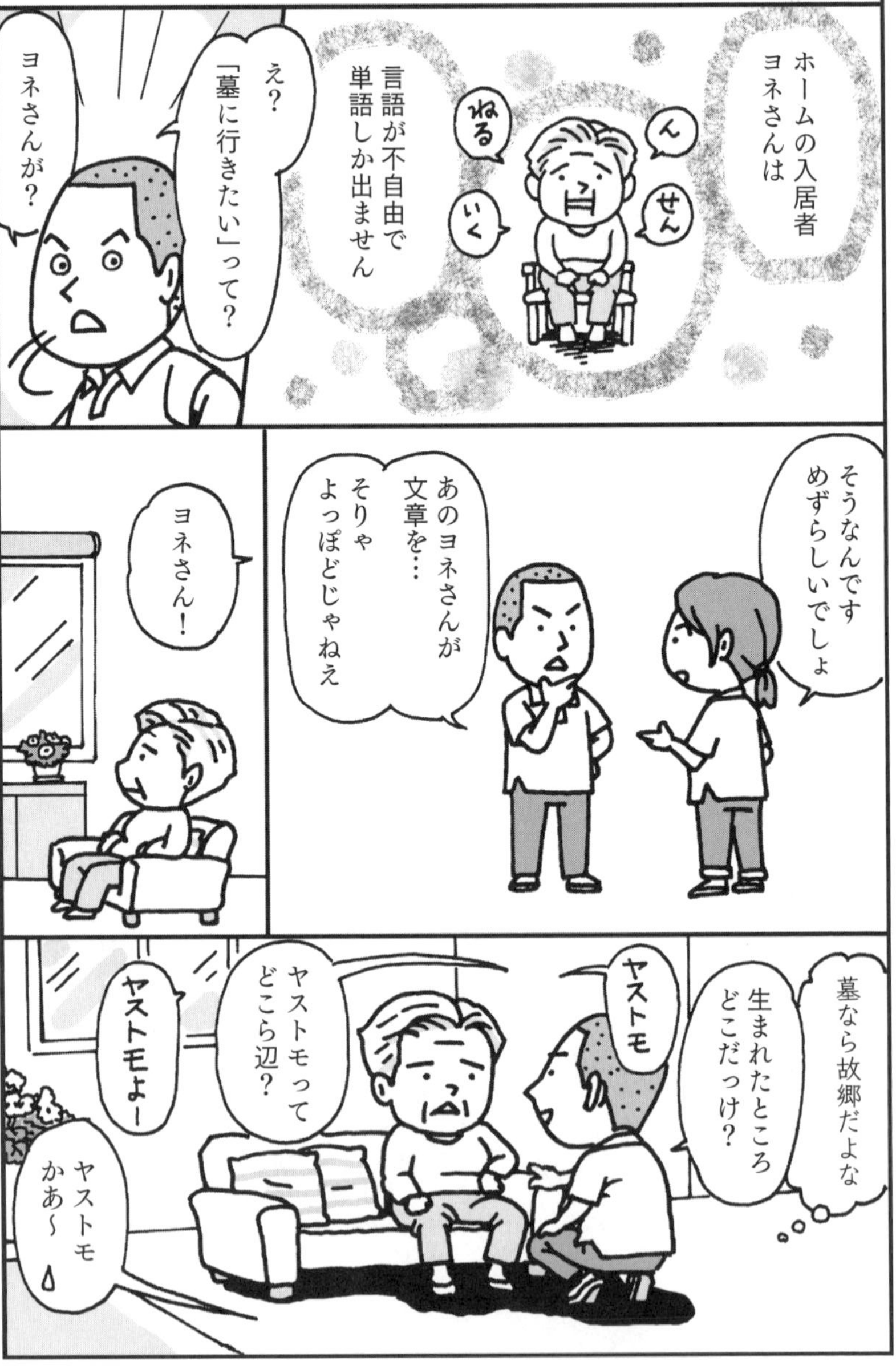

ホームの入居者
ヨネさんは
ん
せん
ねる
いく
言語が不自由で
単語しか出ません
え？
「墓に行きたい」って？
ヨネさんが？
そうなんです
めずらしいでしょ
あのヨネさんが
文章を…
そりゃ
よっぽどじゃねえ
ヨネさん！
墓なら故郷だよな
生まれたところ
どこだっけ？
ヤストモ
ヤストモって
どこら辺？
ヤストモよー
ヤストモ
かあ～

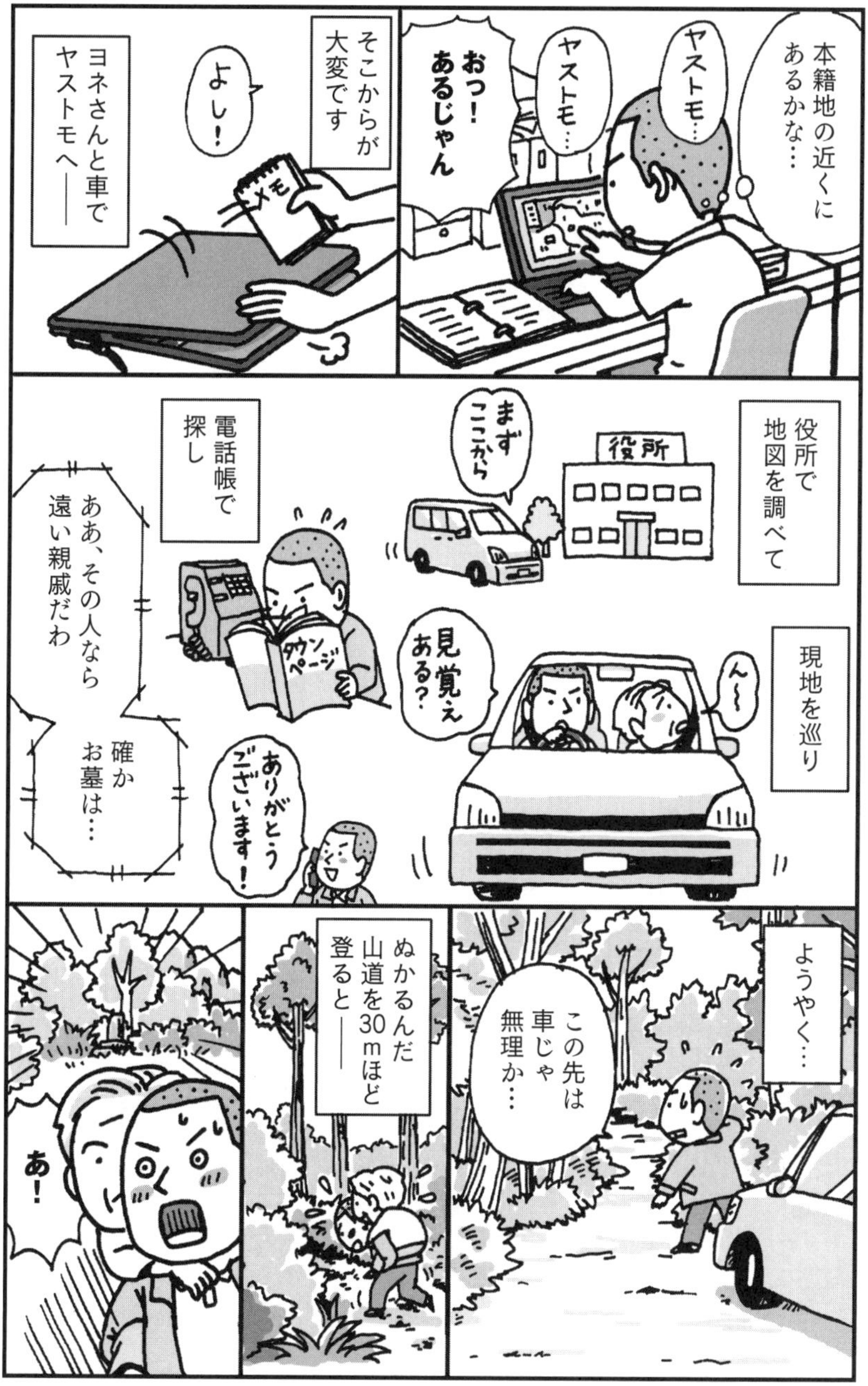

本籍地の近くにあるかな…
ヤストモ…
ヤストモ…
おっ！あるじゃん
そこからが大変です
よし！
メモ
ヨネさんと車でヤストモへ――
役所で地図を調べて
役所
まずここから
電話帳で探し
タウンページ
ああ、その人なら遠い親戚だわ
確かお墓は…
ありがとうございます！
現地を巡り
見覚えある？
ん～
ようやく…
この先は車じゃ無理か…
ぬかるんだ山道を30mほど登ると――
あ！

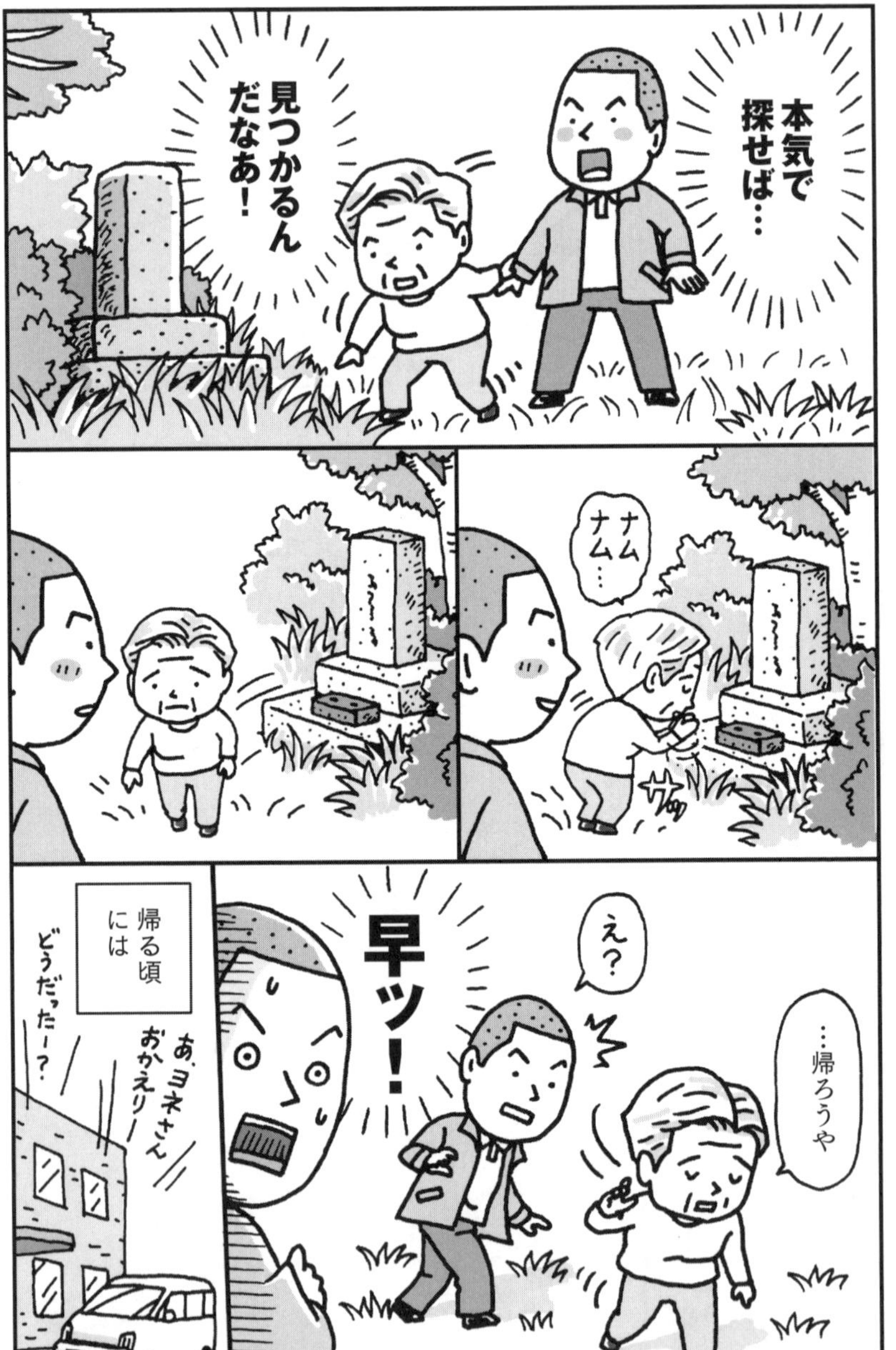
本気で探せば…
見つかるんだなあ！
ナムナム…
え？
…帰ろうや
早ッ！
帰る頃には
あ、ヨネさんおかえりー
どうだったー？

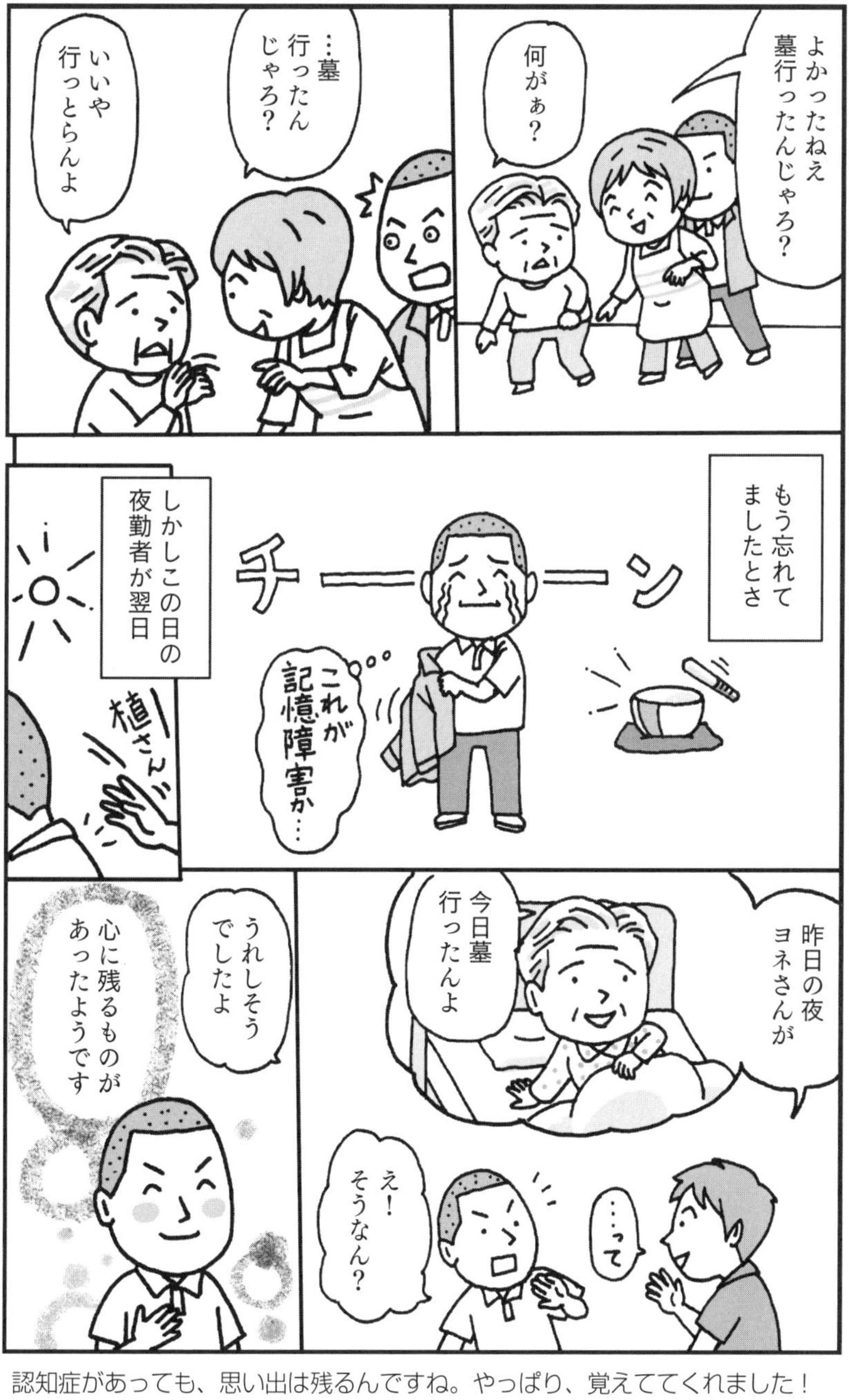
よかったねえ墓行ったんじゃろ？
何がぁ？
…墓行ったんじゃろ？
いいや行っとらんよ
もう忘れてましたとさ
チーーン
これが記憶障害か…
しかしこの日の夜勤者が翌日
植さん
昨日の夜ヨネさんが
今日墓行ったんよ
…って
え！そうなん？
うれしそうでしたよ
心に残るものがあったようです

認知症があっても、思い出は残るんですね。やっぱり、覚えててくれました！

お年寄りは「人間関係がある人」にケアされたい

僕は講演や研修で、参加者にこう質問することがあります。

「みなさんが認知症になったら、誰を頼りたいですか?」

そして、

「家族、という人」

「配偶者、という人」

「介護職、という人」

「その他」

と選択肢を出して挙手してもらいます。

結果は、どの会場でもだいたい同じです。

ほとんどの人が選ぶのは、家族や配偶者。

「友達」という人もいます。

めずらしいところでは「バイト先の店長」と答えた人もいました。

ところが、「介護職」を選ぶ人はごく少数です。

介護職はもちろん、介護のプロですが、積極的に選ぶ人は少ない――。

なぜでしょう？

理由は「**これまでの人間関係がないから**」だと思います。

試しに、こう考えてみてください。

自分のプライベートな空間に誰かが入り込んでくる。

入浴や排泄など、人に見られたくない部分にまで手を貸そうとする。

しかもその「誰か」は、ある日突然現れた見知らぬ人。

こんな状況で、あなたならどう感じますか？

〈イヤだ〉

〈何をされるかわからない〉

そう思いますよね。イヤがられて当然なんです。

じゃあ、介護職以外なら、たとえば家族ならいいのか。

そう単純でもありません。
〈迷惑をかけたくない〉と考えるお年寄りもいます。
親密な関係だからこそイヤだ、という気持ちなんですね。
「すれ違いが起きやすくなる」という問題もあります。
家族が何気ない会話のつもりで声をかける。
でもお年寄りが、
「バカにして！」
「何よ！」
と感情的になる――そういうことも起こります。
つまり、本人と家族との関係が壊れやすくなるわけです。
そんな状態ではお互い疲れてしまい、ケアどころではなくなります。
まずは「関係づくり」から始めなければ、何もできません。
だから僕は、
認知症ケアでいちばん大事なのは、お年寄りとの人間関係だ
と言うわけです。

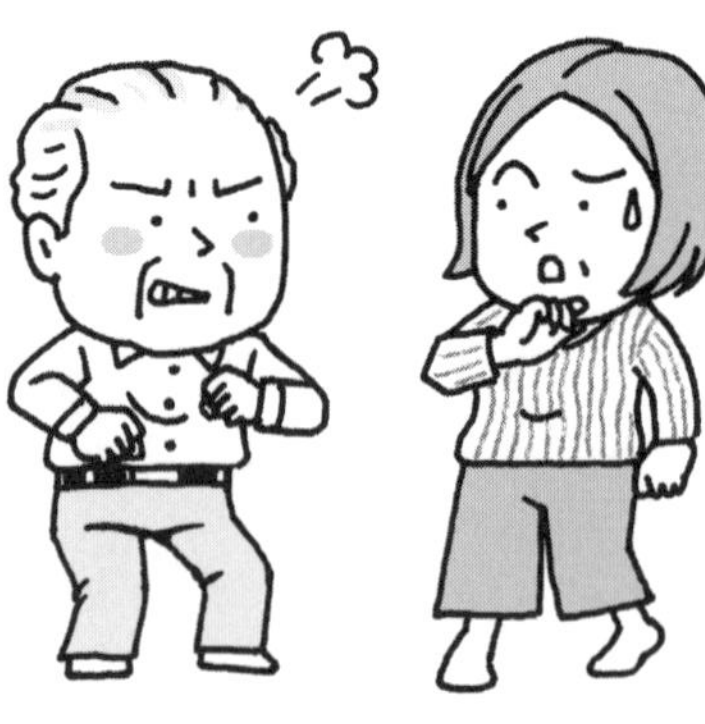

認知症も含めた「その人」と付きあおう

ところで僕たち介護者は、目の前のお年寄りと人間関係を築こうとしているでしょうか。

「その人」とちゃんと付きあっているでしょうか。

20代のころ、僕はデイで働いていたことがあります。そのときの話です。

要介護4の元教師（女性）が、息子さんに脇を抱えられるようにしてやってきました。

「どうにかしてください」

と息子さん。リハビリでなんとか体を回復させられないか、というわけです。

体操やリハビリをしてみると機能が戻り、要介護度は下がっていきました。

体がよくなって意欲がわいてきたのか、ある日、

「本を書きたい」

と言いだします。

そして、リハビリのあとデイでずーっと原稿に向かうようになりました。

作品を出版社に売り込んだこともあるそうで、

「一次審査に受かったの」

「そうですか。よかったですね！　原稿、読ませてくださいよ」

「今度、持ってくるわ」

「楽しみにしてますよ！」

なんて話をしたのをよく覚えています。

結局この女性は要介護1まで回復――。

送迎なしで自力で通えるようになりました。

すると息子さん、「もう介護はいらないんじゃないか」と言いだします。

女性はイヤがりましたが、結局、デイを〝卒業〟することになりました。


卒業後ひと月もたたないうちに、女性はみずから命を絶ってしまいました。


はっきりした理由はわかりません。

でも僕には、思い当たることがひとつ、あったんです。

女性は、家では息子さんと二人暮らし。うまくいっていない様子でした。

デイに来た当初は「死にたい」と漏らしていたこともあります。
僕が親子ゲンカの仲裁に入ったこともありました。
自宅には、居心地のいい空間がなかったのかもしれません。
そのとき、わかりました。
僕はこの人と「介護保険の対象として」しかつながろうとしていなかったんです。
「自立している人は、デイに来てはいけない」という決まりはありません。
要は、利用料さえもらわなければいい。
ボランティアでもどんな名目でも、「来ること」自体に問題はないはずでした。
でも僕は、
〈リハビリで要介護4から1になった！〉
〈とうとう自立した。デイとしてスゴイ実績ができた！〉
と舞い上がってたんだと思います。
ところが、本当の意味での「人付きあい」には、なっていなかった。
今でも、悔いが残ります。

「その人」に付きあうとはどういうことか

僕ら介護者はどうしても、「認知症を見て人を見ない」状態になりがちです。

「みのり」には、ヤマモトさんという男性がいました。若年性認知症で混乱が深く、家族と暮らせなくなった方です。混乱を抑えるために強い薬を処方され、体がだいぶ弱っていました。

「みのり」に入居が決まったのは、67歳のとき。かつては登山が趣味で、あちこち登っていたと家族から聞きました。好きな登山をするなら、今しかない——。

そう考えた「みのり」の僕らは、ヤマモトさんのかつての登山仲間に頼み込み、ある年の初夏、彼が好きだった「黒川山」への登山を決行したことがあります。

こちらの参加者は、ヤマモトさん、ヤマモトさんの長男、僕の3人。待ち合わせ場所の黒川山駅に集まりました。

「ヤマちゃ〜ん！　元気〜？」

登山グループの女性二人が、満面の笑みで迎えてくれました。

ヤマモトさんも、ものすごい笑顔です。

そのあとさらに3人が加わって、総勢8名がそろいました。

登山用リュックを背負ったヤマモトさんは、猫背が伸びて姿勢がよくなった印象でした。

山道では、一人がヤマモトさんの前を歩き、歩くペースをコントロール。

険しい道です。転んだだけで大ケガにつながりかねない。

バランスを崩しても大丈夫なように、僕を含む3人が、ヤマモトさんに気づかれないよう後ろから彼のリュックを握って登りました。

ときどき、倒れないように脇から支えることもありました。

でもヤマモトさんは、休まず進みます。そして、1合目あたりで休憩。

休んだあと、またしばらく歩くと、ヤマモトさんに疲れが見え始めました。

「腹減った」

ヤマモトさんがつぶやき、2合目付近で再び休止。その場で昼ご飯。

登山仲間のリュックから、ガスボンベやフライパン、鍋が次々と出てきます。
このチームは山頂に着いたら、みんなで豚汁を作って、食べて帰るんだそうです。
あっという間に出来上がりました。
ヤマモトさんはおにぎりを2個に豚汁を2杯、平らげていました。
仲間の一人がビールを開けます。そして、
「ヤマちゃんは、山頂に行くと必ずこれを飲んでいた」
と、三ツ矢サイダーをヤマモトさんに渡してくれました。
そんな細かな習慣を覚えていることに、僕は感激しました。
食事が終わり、記念撮影。
すると、誰が言いだしたわけでもないのに、ヤマモトさんは、自然と下山し始めます。
疲れたのか、最後は、二人に両脇を抱えられて山を降りました。

別れ際、ヤマモトさんは仲間と握手を交わして、
「ありがとね」
「お世話になりました」

「気をつけてね」
とあいさつです。
〈これが最後の黒川山かな……〉
僕はそう感じていました。
ほかの人も、同じように考えていたと思います。
しかし、みなさん「ボランティア」ではなく、終始、
「これまでの登山仲間」
として接してくれました。
ヤマモトさんの表情から、その接し方が「いつもどおり」というのが一目瞭然でした。
「認知症対応」ではなく「ヤマモトさん」と会ってくれたんです。
そして今、このエピソードを思い出しながら、僕はふと思うわけです。
介護者はどうだろう、と。
お年寄りと接していると、いつの間にか「認知症対応」が先に立ちます。
そして、具体的なAさん、Bさん……の個性は背景に押しやられてしまう——。
介護現場では「個別ケア」とよく言われます。

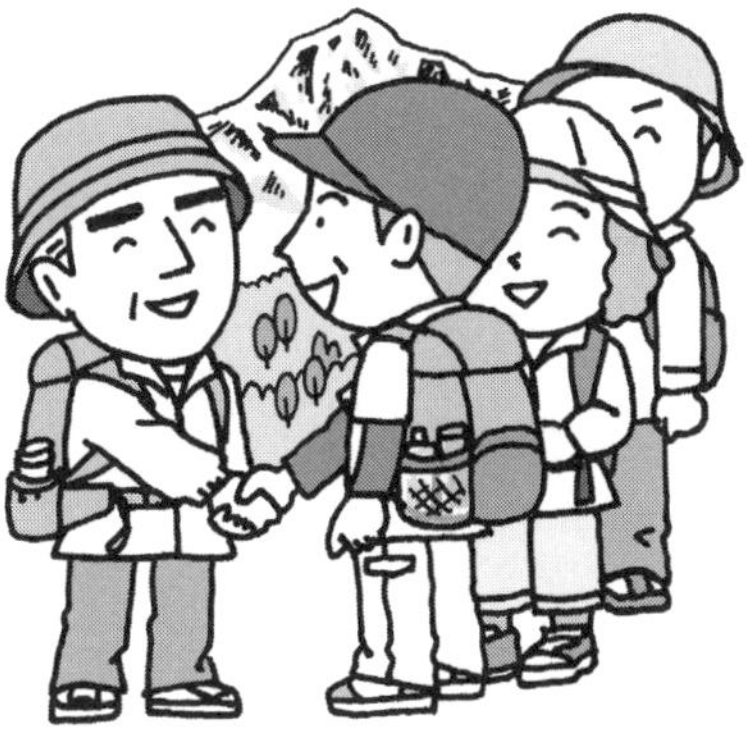

もし、個別ケアがうまくいってないとすれば、その原因は、僕らが「その人」に目を向けていないからかもしれません。

リスクより「生活」に目を向けよう

登山話を読んで「危険じゃない⁉」と思った人がいるかもしれません。

そもそも、その先入観に注意してほしいんです。

介護の現場では、どうしても「お年寄りのしたいこと」よりリスク回避が優先されます。

たとえば外出。

2009年に「みのり」に入居された畑山セツさん（92歳）。一人暮らしの女性です。

明るくて優しい方でした。

が、入居後半年もたつと、ストレスが溜まっている様子が見て取れました。

無理もありません。施設では常に人の目があります。

部屋にいても職員が声をかけにくる。

買い物や散歩が大好きな方ですが、そこにすら、職員がついてくる――。

買い物のときだけでも「一人の時間」を確保できないかと、僕は職員と相談しました。

結局、「一人で買い物」を最終目標に、次のような対応を始めました。

・まず毎日、職員が前を歩いて、同じルートで買い物に行く
・頃合いを見て、ルートは変えず、徐々に職員がセツさんのあとを歩くようにする

そしてある日、職員からこんな報告が。

「セツさんは道を覚えたと思います」

これを受けて、セツさんのご家族に相談しました。

本人が一人で買い物に行きたがっている様子がうかがえること。

一人で行けば事故にあう可能性が否定できないこと。

事故にあわなくても、水路に落ちたら溺死する危険もあること。

ご家族は説明を全部聞いたうえで、こう賛成してくださいました。

「そこまで考えてくださって、ありがとうございますねぇ。溺死しても本望でしょう」

……——いや、さすがに溺死はちょっと……

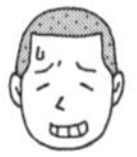

念には念をということで、最後に、職員が買い物に行くセツさんを何度か尾行しました。

セツさんが行けることを最終確認し、いよいよ「一人で買い物」を決行です。

その日、セツさんは職員から、買うもののリストを受け取って出かけていきました。

事務室で待っている僕は、気が気じゃありません。

事故にあったらどうしよう
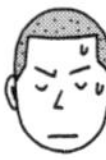
用水路で本当に溺死してしまったらどうしよう
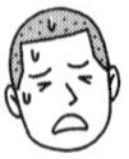
新聞沙汰になったら、「植」と大々的に報道されるのか……？
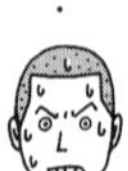
でも、セツさんは「ただいまぁ」と普通に帰ってきました。

「おかえりなさい！」

職員は大騒ぎ——。まるで〝奇跡の生還〟。

セツさんがビックリしています。

買い物袋を見てみると、セツさんは、何ひとつ買い忘れていませんでした。

お年寄りにはなじみの薄い人工甘味料まで忘れなかったんです。

「よくこれがわかったねぇ」

と言うと、

「わからなかったから店員さんに聞いただけよ」

とセツさん。怪《け》訝《げん》そうな顔をしています。

僕たちだって、わからないときは店員さんに尋ねますよね……

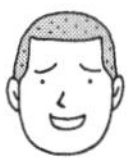

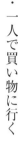

セツさんは「ごく当たり前のこと」をしただけでした。
本人も「当然のことをした」と思っています。でも……。

・一人で買い物に行く
・わからなければ店員さんに聞く

「認知症」のレッテルを貼られると、そんな日常の出来事ですら「奇跡」になってしまう。

そして、家庭や施設ではリスクと見られ、「危ない！」と制限されてしまう。

セツさんと僕らの間には、明らかに〝温度差〟がありました。

その温度差を感じたとき、

〈僕たちは、セツさんの当たり前の生活をこんなに邪魔していたのか……〉

と思い知らされました。

「介護している自分が正しい」とは限らない

こんなふうに、介護者はどうしてもリスクに目を向けがちです。
そして、僕たち専門職は、なおさらそうです。
だから、ともすれば無意識にお年寄りをコントロールしようとする。
あるいは、「あしらおう・ごまかそう」としてしまう——。
デイで働いていたころに、こんなことがありました。
認知症の60代男性が、職員の対応の悪さに怒っています。
〈何か勘違いしてるんだろ〉
〈なぜ怒られなきゃいけないんだ〉
当時の僕には、そんな気持ちしかありません。
かわすことだけを考えてました。
ところがそのとき、職場の先輩が来て、
怒っている方に深々と頭を下げて謝罪しました。

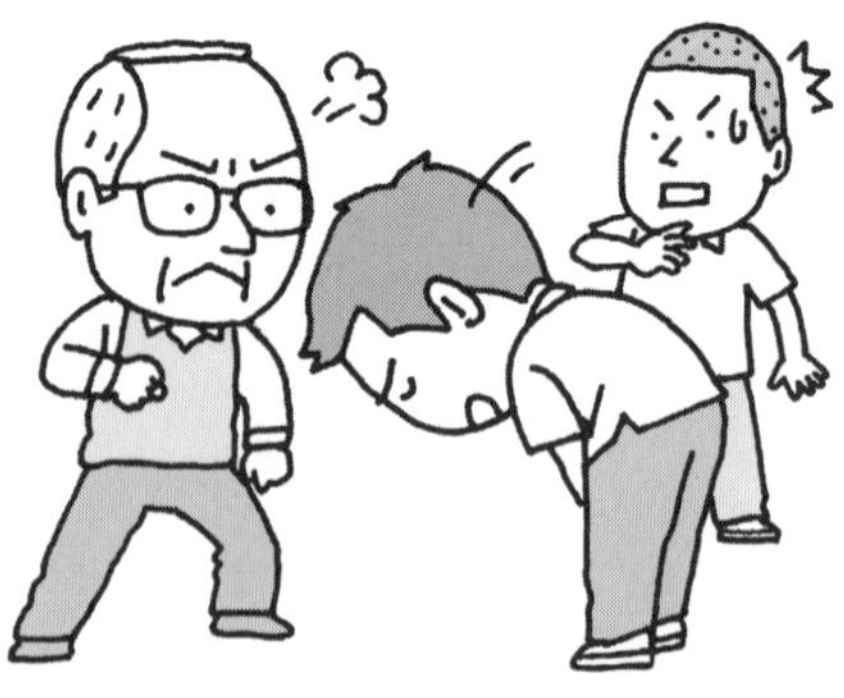

「本当に申し訳ありません！」

僕は、謝罪をイヤがってお年寄りをスルーしていた自分が恥ずかしくなりました。

また、こんなこともありました。

デイルームで男性利用者が４人、ヒソヒソ話をしています。やがて、

「よし、そうしよう」

と何か決めていました。一人が僕のところへ来て、

「植さん、今度みんなで蕎麦《そば》打ちのボランティアを呼んで、ここで食べるけぇね」

と報告（？）が……。

「知り合いに蕎麦を打つ人がいる」

「日程を決めたら連絡するけぇ」

と、デイのレクリエーションをお年寄り同士の相談で〝勝手に〟決めてたんです。

報告してくださったのが発案者のおじいちゃん（シュンイチさん）でした。

あとで日時を確認すると、シュンイチさんの利用日じゃありません。

そのことを伝えると、

「来てもいいんじゃろ?」

「――……大丈夫です」

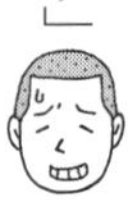

としか言えませんでした。

で、蕎麦打ち当日――。

当たり前のようにシュンイチさんが場を仕切ります。

開会のあいさつ、講師の紹介、そしてみんなで調理。

シュンイチさんは大手商社の元幹部社員でしたが、さすがベテラン。

現役時代に培われたノウハウなのか、慣れた様子で進行していきました。

職員よりもよっぽど上手だったと思います。

お年寄りが決めた行事もあっていいんだ、と教わりました

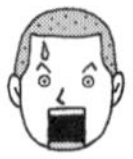

僕らの「これが正しい」「こうあるべき」は、意外と勝手な思い込みだったりするかもしれませんね。

介護現場にいる人は、行事は職員が考えるものだと思い込んでいます。

というか、僕自身も勝手にそう決めつけていたことを痛感しました。

介護者の都合ばかり優先してはいけない

そもそも、ケアは本来、誰のためにするものでしょうか？

第一には、目の前にいるお年寄りのためです。

ところが、とりわけ介護現場では、いつの間にか「お年寄り」よりも「介護する側の都合」が優先されてしまいます。

介護施設を見るときに、「入り口にカギがかかってない」ことを、いい施設の条件だとする人がいます。

実際、世の中には「出入り自由、玄関にはカギをかけません」という施設はあります。「みのり」もそうです。

ですが僕は、「施錠する」こと自体を批判するつもりはありません。

本当に重要なのは、「カギをかけるか否か」ではないと思うからです。

問題は、「困る」という施設側の都合だけで「ケア」が決められてしまう点にあります。

その人の何を支えるかを考えたとき、施錠はすべきなのかどうか。

そういう考え方のほうが重要ではないでしょうか。

何のためにそれをするのか——常にそう問い続ける姿勢が大事だと、僕は思うんです。


介護者の都合をひたすら優先させていくと、いつか悲惨なことになりかねません。

以下は、専門学校時代に僕が実習に行った養護老人ホームの〝ケア〟です。

そのホームでは毎朝、「デキる」と言われているリーダー格の女性職員が、

「タナカっ、スズキっ」

と、お年寄りの名前をデカい声で呼び捨てにして点呼していました。

お昼時。大きなリビングに入所者が一斉に集められ、順番に食事が配られます。

食事が始まりました。ある職員は自分のまわりに入所者を4人ならべて、

「はい次、はい次!」

といった調子で次々に食器を替えながら、食事を口に押し込んでいきます。

排泄ケア。リビングでオムツ交換をする職員がいます。

そうかと思うと、お年寄りが「トイレに行きたい」と言っているのに、

「オムツしてるんだから、いいでしょ」

と言い放つ職員も――。

実習期間中に節分の時期になりました。でも、職員がお年寄りに豆を渡して、

「まいて！」

と指示するだけ。これが季節のイベント!?

すべて、今から18年前に僕が体験したことです。

こんな施設は、さすがに今はないかもしれません。

が、僕らが似たり寄ったりのことをしてしまう可能性はいつだってあると思うんです。

認知症の人の思いは読み取りにくい

この本の冒頭の図でも示したとおり、認知症には「記憶障害」という症状があります。

要するに「物忘れ」ですね。

中核症状に位置付けられていますが、現代の医学では治せないと言われています。

どんなにすぐれた介護者も、物忘れを解消するのは無理なんです。
実際、今言ったことを5分後には忘れてしまうお年寄りもいます。

そういう人と、果たしていい人間関係など築けるのか。
どう接しても、理解などしてもらえないんじゃないか。

世の中にはまだ、そんなふうに考える人もいると聞きます。
でもね、それは大きな間違いです！

先ほど登山の話で登場した、ヤマモトさんとのエピソードを紹介させてください。
登山が趣味だっただけあって、ヤマモトさんは足腰がとても丈夫な方でした。
そして、施設から出ていくときはものすごい勢いで飛びだしていきます。
とても止められません。
僕らはついて歩くしかありませんでした。
ある日のこと、ヤマモトさんがまた「みのり」を出たので、僕がついていきました。

このとき彼は、片道7kmは離れているご自宅に向かっていました。

見ていると、道に迷うこともなく、信号も守るし車もちゃんとよけて歩きます。

やがて自宅に着きました。

門扉のむこうに庭があり、その奥に母屋が見えます。

母屋は窓が閉め切られ、留守なのか、カーテンが閉まっていました。

家に入るかな……と思いつつ見守っていました。

が、ヤマモトさんは門扉すら開けようとしません。

自宅の前で、僕にこの家の思い出を延々と話します。

「敷地の境界線で、隣の家ともめたんよ」

「ここは駐車場になっとるけど、昔は畑やった」

「長男夫婦と同居してから、今の表札に替えたんよ」

〈この人は、自分が認知症だとわかっている〉

僕はこう直感しました。

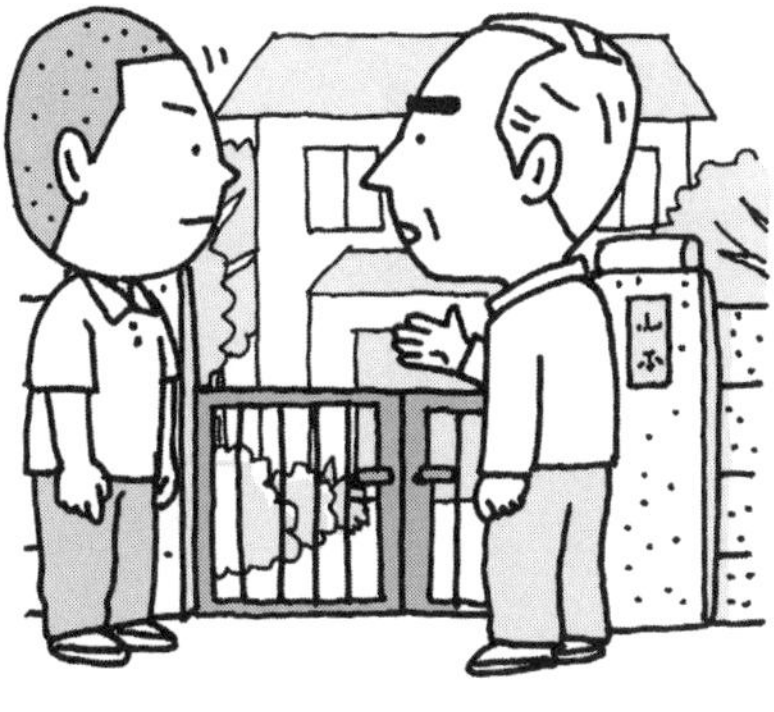

ヤマモトさんは、認知症のためか、長男夫婦に手を上げてしまうことがありました。

ご本人からこう言われたこともあります。

「自分は何かおかしくなっている」

「長男夫婦にも迷惑をかけている」

だから「この家には住めない」と理解して、門扉を開けようとしないのではないか——。

僕は何とも言えない気持ちに襲われました。

認知症の症状に困っている家族からの相談は、よく受けてきました。

でも、つらいのは家族だけじゃありません。

実は本人もわかっていて、周囲の人以上に悩み苦しんでいるかもしれないんです。

この気づきを、僕は職員にも伝えました。

それ以降は、僕も職員も、認知症の人が出ていくのを止める理由がなくなりました。

出ていった先で見えてくる思いのほうが、実は大切なんだと気づかされたからです。

以来、ヤマモトさんが出ていこうとしているときは、むしろ僕たちのほうから声をかけ、車で送るようにしました。

付きあえば「気持ち」は見えてくる

認知症のお年寄りに接するときは、

「いつかでなく、今の今を大切にしよう」

「向きあおう、向かいあおう」

僕はこう、職員に伝えてきました。

僕たちはかつて、外に出ようとするおじいちゃんを止めていました。

普段は「調子が悪い」と言って寝ていることが多い人です。

でも、今日は体調がいい。しかも晴れている。

外に出ようとしているということは、本人にとって大事な用事があるはずです。

そうとらえると、僕たちのほうにこそ、それを止める理由がありません。

あるとすれば、こちらの都合だけでしょう。

80代、90代のおじいちゃん・おばあちゃんは、一瞬一瞬を生きている。

明日が保証されているわけではないのです。

今日、今、体調がいいからこそ出かけようとしている。そうだとすれば、「じゃあ、またいつかね。また今度ね」でスルーしてはいけないと思うのです。

だから、「そのとき」の言葉を拾うことで向きあう努力をしたい。

本音を聞きだすのではない。


本音が聞こえやすいところに、僕ら介護者がいるようにしたい。


「あれが食べたい」「こうしたい」「外に出たい」――お年寄りの要望はいろいろあります。

お年寄りが「出かけたい」といっても、出かけられないこともあります。

夜間だったり、台風だったり、本人の体調が悪かったり……。

介護にあたっているのが家族の場合、介護者は自身の生活にも気を配らねばなりません。

だから家族が介護者の場合は、「無理しない」「できるときだけ」でいいと思うんです。

ただ、人間関係をつくりたい、折りあいたいと考えるなら、

一度はお年寄りに振り回されてみる

という姿勢が必要ではないか。僕はそう考えます。

さらに言うと僕は、認知症ケアは、

とさえ思うんです。

振り回されなければ何もわからず、逆に振り回されて気づくことが多い

「振り回される」というと、なんだか面倒くさそうですよね。
でも、お年寄りの言うことを何でも聞く、という意味じゃありません。

・本人がしようとすることを、ただただ止めない
・普通に話して、できることがあったら、やっていく

ということです。
これを積み重ねていくうちに、本人と人間関係ができ、折りあいがつきます。
そうはいっても介護では、お年寄りのリクエストどおりにできないことも多い——。
とくに家庭介護の場合はそうでしょう。
「できない」とき、どうすればいいか。それについては、あとの章で説明します。
でも、できないときでも、テキトーにあしらうのはなしにしたい。
また、ウソもつきたくない。
ウソを全否定はしません。

でも、ウソをつかれたことは、認知症の人も何となく理解しているものです。
それでは信用してもらえないし、人間関係だってできません。
認知症だけに対応するのではなく、
認知症も含めたその人に対応する。
そういうケアを目指したいんです。

5時間半におよんだ「徘徊」 ―タケダさんのお見舞い―

「みのり」には、タケダさん（74歳）というおじいちゃんがいました。
脳出血で右半身マヒ、失語症もある男性です。
イライラすると、すぐ施設を飛びだしていってしまう方でした。
車イス利用ですが、自力で漕いでどんどん行ってしまいます。
4月のある昼さがり――。
タケダさんがまたいつものようにイライラして、施設を出ていきました。

職員がついていきます。

近寄ると怒るのであとにつき、タケダさんと一緒に、グループホームの近くにある川の土手を、ず――――っと北上したそうです。

ついて歩いている職員は、タイミングをみては声をかけました。

でも、耳を貸してくれません。

別の職員がホームの車で迎えに行き、タケダさんに声をかけます。

それでも機嫌が直りません。

こうして歩きに歩いて、とうとう夕方になりました。

昼は暖かいのですが、日が暮れると肌寒い時期。

折悪しく、雨まで降ってきました。

それでもタケダさんは、車イスを漕ぎ続けます。


18時半になりました。

この日、僕は高熱を出して休んでいたのですが、電話が入ります。

事情を聞いて、車で迎えに行くことにしました。

もうすぐ合流地点に到着……というところで渋滞につかまる――。

前方を見ると、明らかに通行の妨げになっている車イスが見えました。

タケダさんです。

歩道がなかったので車道を通っていたのでした。

僕は車でタケダさんを追い越して、その先にあった空き地に停めました。

タケダさんはもちろん、ついて歩いていた職員もヘトヘトでした。

「今日はもう帰ろ」

僕はこう言って、少し強引にタケダさんの車イスの方向を変えました。

タケダさんは無言。きっと限界だったんだと思います。

〈どこかおさまりがつかなくなったのかなあ〉

そう思いました。

「どこに行こうとしたん？」

こう聞くと一言、

「病院」

自宅へ向かっていると思い込んでいた僕には、意外な答えでした。

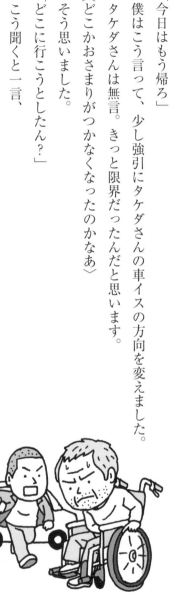

「病院ってどこの？」

そう尋ねるとタケダさんは、かなり遠方にある病院の名前を挙げました。

「奥さんが入院している」とも教えてくれました。

でも、歩いていくにはとうてい無理な距離です。

僕はこう約束しました。

「明日は行けれんけど、明後日なら行けるけぇ、車で行こう」

施設へ帰り、雨で濡れた服を着替え、タケダさんは就寝しました。

見守りは、実に5時間半におよんでいました。

最後まで付き添った職員を、僕はすごいと思いました。

付きあって初めてわかることもある

タケダさんとの約束の日――。

僕はタケダさんを車に乗せて、病院へ向かいます。

この日ばかりはタケダさんを信じて、彼の言うまま行こうと決めていました。

病院へ着きました。北欧調の外観。エントランスを抜けて中に入ります。
家具や照明、ソファなど、細かな所までこだわったつくりの建物でした。
タケダさんはどんどん進みます。
どこにエレベーターがあるかを知っていました。
その様子から、〈この病院は初めてじゃない〉とわかります。
そしてエレベーターで4階の病室へ行きます。僕は黙ってついて歩きました。
するとタケダさん、
「おかあちゃ～ん」
と呼びかけながら、ある部屋に迷わず入っていきます。
その4人部屋のベッドには、女性が寝ていました。
反応はなく、どう見ても寝たきり状態でしたが、
ネームプレートは「タケダ」――。
本当に奥さんが入院していたんです。
タケダさんは奥さんの手を握って、
「悪かったの～。なかなか来れんかった」

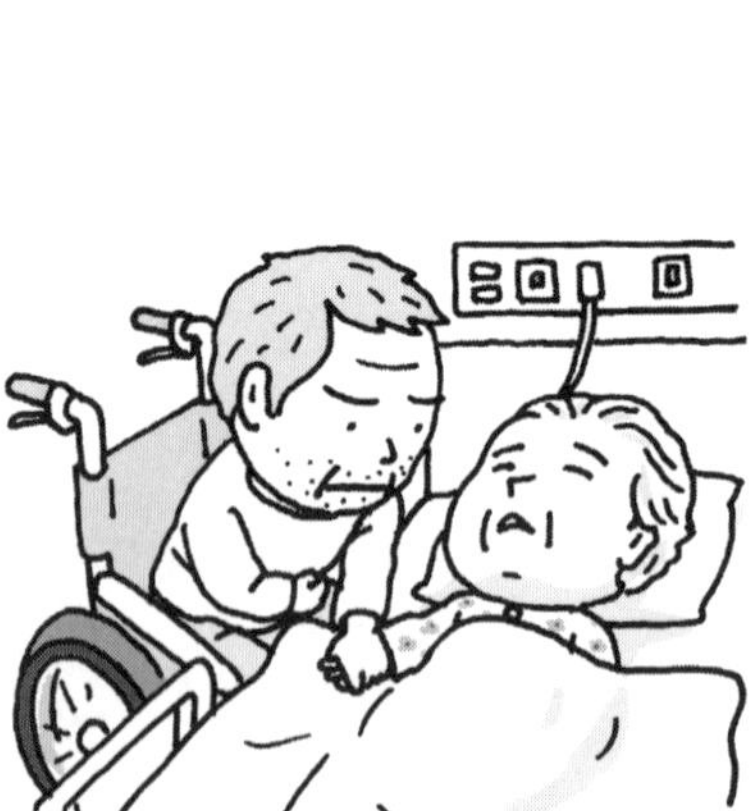

と話しかけます。それでも反応はありません。

通りかかった看護師さんがタケダさんに気づいて、

「タケダさん？　え？　どうしたん？」

とビックリしていました。


この看護師さんから事情を聞くことができました。

北陸生まれのタケダさんは、親とケンカして実家を飛びだしたそうです。

仕事はどれも続かず、職を転々。

結婚して男の子が生まれますが、それでも仕事は続きません。

成長した息子さんは、自分の学費のためにアルバイトせざるを得ませんでした。

タケダさんは、その息子さんの給料を酒につぎ込みました。

だから、今でもずいぶん恨まれているそうです。

でも、そんな彼を許したのが、奥さんでした。

奥さんだけが、タケダさんの唯一の味方だったんです。

子どもが巣立ち、二人暮らしになったあと、奥さんが脳卒中で倒れました。

それ以来、意識が戻っていないそうです。
当初、タケダさんは毎日お見舞いに通いましたが、自身も脳出血に見舞われます。
総合病院に担ぎ込まれたものの、今度は医師とケンカ。
精神科病院への転院を経て、「みのり」に入居したのでした。

タケダさんは、奥さんとは何年もの間、会えていなかった計算になります。
こうした細かい経緯を、僕たちは一度も本人から聞かされていません。
タケダさんの息子さんからも、そんな話はうかがっていませんでした。
奥さんが入院していて、お見舞いに行きたいって言ってくれれば送るのに――。
その説明ができないのが、認知症なんでしょうか。
正直なところ、僕ら「みのり」の職員は、タケダさんが外出しようとするたびに、
〈この忙しいときに限って……〉
としか見ていませんでした。
もちろんタケダさんは、本当に怒って出ていくこともありました。
でも、それだけじゃなかったんです。

タケダさんは、自分の唯一の理解者に会いたいと思っていた。
彼の外出には、本人にとって大切な意味があったんです。

お年寄りに信用してもらえた

タケダさんが病院に行こうとすることは、その後一度もありませんでした。
理由はわかりません。
でも、「迷惑」としか見ていなかった僕たちの見方は、間違いなく変わりました。
僕たちの見方だけでなく、タケダさんの生活も変わっていきました。
タケダさんにとって決定的だったのは、

信用できる人ができた

ということでした。
5時間半も付きあってくれた職員がいる――。
その事実が、タケダさんにとって大きかったようです。
以前は外へ出ないとイライラがおさまりませんでしたが、その後は付きあってくれた職員が話を聞けば、外へ出なくても解消することが増えました。
また、僕たちの言葉に耳を傾けてくれるようにもなりました。

あるとき、タケダさんがまたイライラしていました。
見かねた職員（64歳の女性）が、
「はい。私に言って。どうしたん？」
とタケダさんの前で仁王立ち。
優しさと同時に、厳しさも漂う口調で声をかけました。
タケダさんはタジタジしながら何か言っています。
やがてスッキリしたのか、表情が穏やかになりました。
以前ならあり得なかったことです。

家庭でも介護現場でも、手がかかるお年寄りは好まれません。
あれこれ注文の多い人も敬遠されがちです。
介護者が、「今日はやめておきましょ」と言えば、

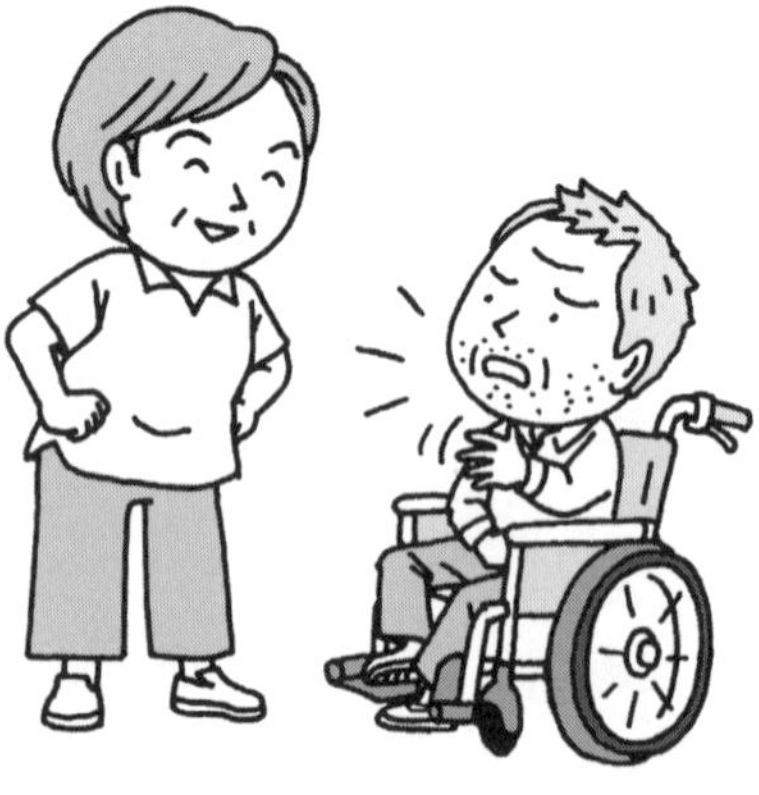

「わかった」

とあきらめるお年寄りが歓迎されます。

でも、それでは「その人」が埋もれたままになってしまう。

お年寄りの要望を、僕たちはつい「ワガママ」ととらえがちです。

でも実際は、全力で訴えなければ、伝えられないことだってある。歩き続けなければ、解消できない思いだってある。

タケダさんが無茶をしなければ、どうなっていたか。

僕らは、その内面に永遠に気づけなかったかもしれないのです。

タケダさんは、

「認知症の人にも思いはあり、願いもある。でも、なぜか言えない」

ということを、身をもって教えてくれたかのようでした。

暴言がひどいおばあちゃん　―フミさんのイライラ―

しかし、なかにはとても関われそうもない、というお年寄りもいます。

フミさん（77歳）。小柄な女性ですが認知症は深く、一筋縄ではいかない人でした。

パニックになることが多く、大きな声で叫び、人に向かって唾を吐きます。

「バカか！」

「死ね！」

職員どころかほかの入居者の方にもこう叫ぶ――。

あるときは、罵られたおばあちゃんが「うるさい！」と激怒。

そのまましばらくにらみあい……。

それでもフミさんは「やかましい！」と怒鳴るので、

「黙っとりんさい！」

と怒鳴られたおばあちゃんが近づこうとします。

僕たち職員が「まぁまぁまぁ」と間に入る――。

ほかの入居者の方々は眉をひそめています。


別の機会にも衝突が起こりました。

そのときは、怒り心頭のおじいちゃんが、杖を振り上げてフミさんに殴りかかりました。

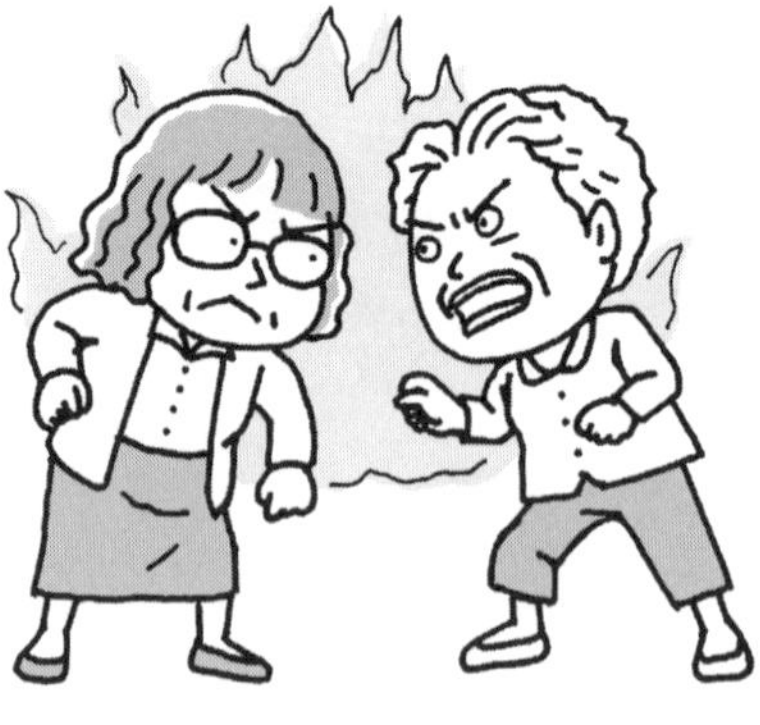

僕らは必死で止めます。が、フミさんはそんなことお構いなし。

「やるんか？　来てみいやぁ！」


フミさん、ケンカを売るのはやめて――――!!

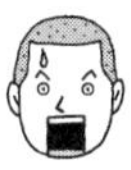

あとで僕は、杖で殴ろうとしたおじいちゃんに呼びだされました。

「何であんなのを連れてきたんや」

「あれのせいで気分悪いわ。あれとオレら、どっちが大事なんや」

「あんなん来てからグチャグチャや」

「あんたぁ、みんなと、あんなん、どっち取るんや」

お説教です。

気持ちは痛いほどわかります。でも……。

こればかりは話を合わせてはいけない。そう思った僕は、

「どっちも取ります。もう少し、僕たちに期待してほしい。様子を見守ってほしい」

そう伝えるしかありませんでした。

言葉どおりにやってみると……

しかし事態は好転せず……。
入居者だけでなく、職員までフミさんを警戒するようになります。
そして僕は、先のおじいちゃんからの信用を失いました。
そんななか、フミさんを見て一人だけ、
〈やりがいありそー〉
と、なぜかヤル気になった女性職員がいました。
彼女のすごいところは、とにかくフミさんに徹底的に付きあったこと。
たとえば、
「トイレじゃバカ!」
と言われると、
「じゃあトイレ行きましょう」
と、歩行介助でトイレへ。

フミさんはトイレに到着するとまた怒鳴り、唾を吐きます。

「トイレじゃぁ〜！　バカ〜！」

なんとか便座に座ってもらうと、

「違うわ、このバカ〜！」

「じゃあ、出ましょう」

というわけでトイレから出ると、今度は、

「どこ行くんなぁ〜！」

「どこ行きましょうか？」

「トイレじゃぁ〜！」

「じゃあ、行きましょう」

トイレに戻るとまた、

「どこ行くんかぁ〜！」

……ず――――っとこの調子で、トイレとリビングの往復です。

様子を見ていた別の職員は「70回くらいトイレに行った」と言ってました。

よく数えたな、と思いますが、ともかく、とても僕には真似できません。

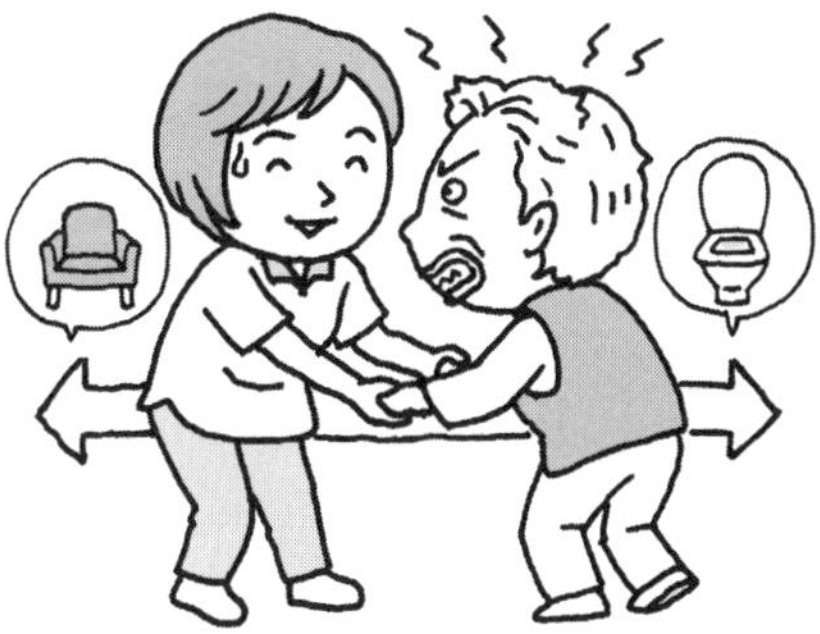

みんな、おそるおそる遠巻きに見ているばかりでした。

「気づき」と穏やかな時間が増えた

トイレのほか、女性職員は食事でも何でも、フミさんの要求に付きあい続けました。
そうしているうちに、いろいろなことに気づけるようになったと言います。

・大声で叫ぶからといって、怒っているとは限らない
・目の前に多くの人が見えると、自分との関係性が理解しづらく、フミさんが不安になる
・放っておいてほしいときと、そばにいてほしいときがある

そしてある日、こんなことが起こりました。
フミさんがその女性職員の肩によりかかって、うたた寝をしていたんです。
僕はその場面を直接は見ていません。職員が撮影した写真で、あとで知りました。
でも、眠っているフミさんの表情はとても穏やかで、気持ちよさそうに見えました。

あのフミさんが安心して眠っている——

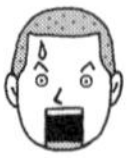

僕たちは最初、フミさんに付きあい続ける女性職員を見て、

〈あそこまでしなくちゃいけないのか？？？〉

と疑問だらけでした。

ところが、気づきが共有されるにつれ、みんなの関わり方に変化が見え始めました。

フミさんがときおり見せる安心した表情や、二人の関係を見て、

〈ああやって一緒にいればいいんだ〉

と考えが変わっていったんです。

やがて、ほかの職員も、フミさんの隣に座って関わるようになりました。

すると、また新たな気づきが出てきます。

フミさんは、イヤな気持ちのときだけでなく、あいさつ代わりにも唾を吐くんです。

——……できればそれは、やめてほしいけど 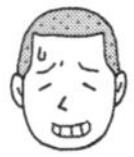

そして「新しい日常」になっていく

職員の変化につれ、ほかの入居者の方々の態度も変化していきました。

最もはっきりしていたのが、フミさんを杖で殴ろうとした、あのおじいちゃん。

職員の様子や、ときに穏やかな表情を見せるフミさんを目にしたおじいちゃんは、

「みんな、ようやってるなぁ……。偉いわぁ。わしも、ああせなアカンかったんやなぁ」

と、僕たちを認めてくれたのです。

そして、フミさんにも話しかけてくださるようになりました。

フミさんにとって居心地が良いと感じられる時間が少しずつ増えていきます。

そんなときのフミさんは、「おはよう」と声をかけられれば、「おはよう」と応えます。

「いつもお世話になりますね」などと、世間話ができるようにもなりました。

もちろん、機嫌が悪くなることもあります。

ある夜、リビングに集まった方々が歌番組を見ていました。

画面に映った氷川きよしを見て、フミさんが叫びます。

「歌うんかぁ！」

「うまく歌うんかぁぁ！」


声援なのか罵声なのか……

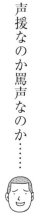

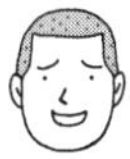

そんなフミさんを見た職員が、背中をさすりながら、
「ねー、どうかね？　この人上手なんよ～」
と隣に座ります。
安心したのか、フミさんは左手で頬杖をついて、目を閉じました。

リビングでみんなと一緒に夕食。話に花が咲くとフミさんがまた、

「やかましい！」

と一喝。大声をあげながら机を叩くこともあります。

以前なら、口を挟まれた人が、

「あんたには言ってないよ」

と反論するのでケンカになってました。

机を叩けば、みんなの顔がこわばり、その場から去っていく人もいました。

でも今は、「ふふふ」と、笑顔で柔らかくやりすごすようになりました。

無視しているのとは雰囲気が違います。

机を叩く音さえも、みんなの生活の一部になったように見えました。

「どんなに難しいお年寄りでも、職員が根気よく付きあえば、いつかうまくいく」

――そんな大それたことは、僕にはとても言えません。

でも、**振り回されてみなければ、その人のことはわからない**――そうも思います。

「認知症だから」ではなく、「その人」に振り回されてみる。

そうすることで、初めてわかることはたくさんあるんです。

第2章

「頼れる人」がいれば介護はうまくいく

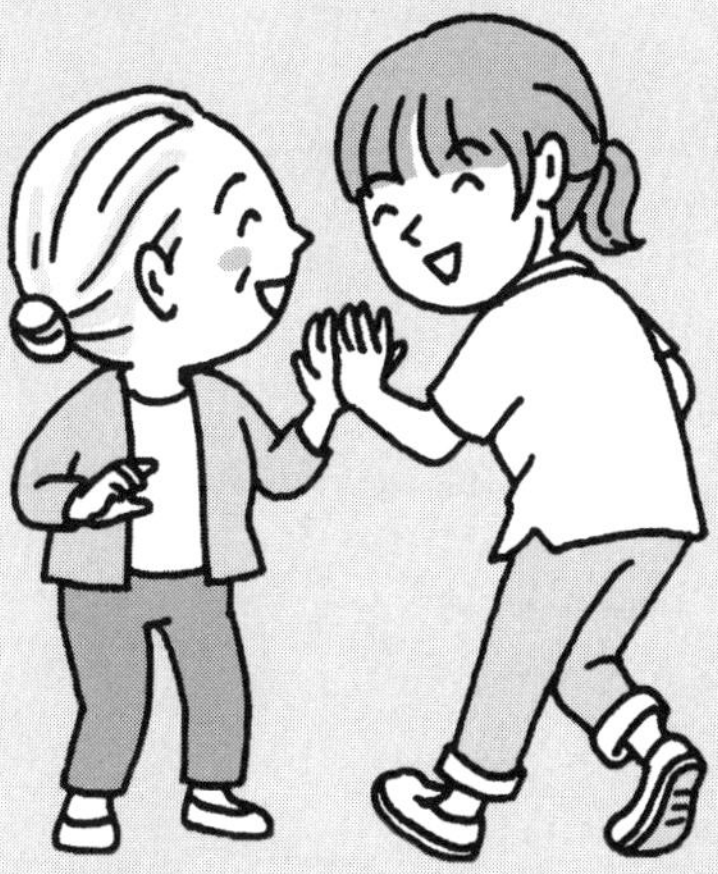

おばあちゃんに悩み相談

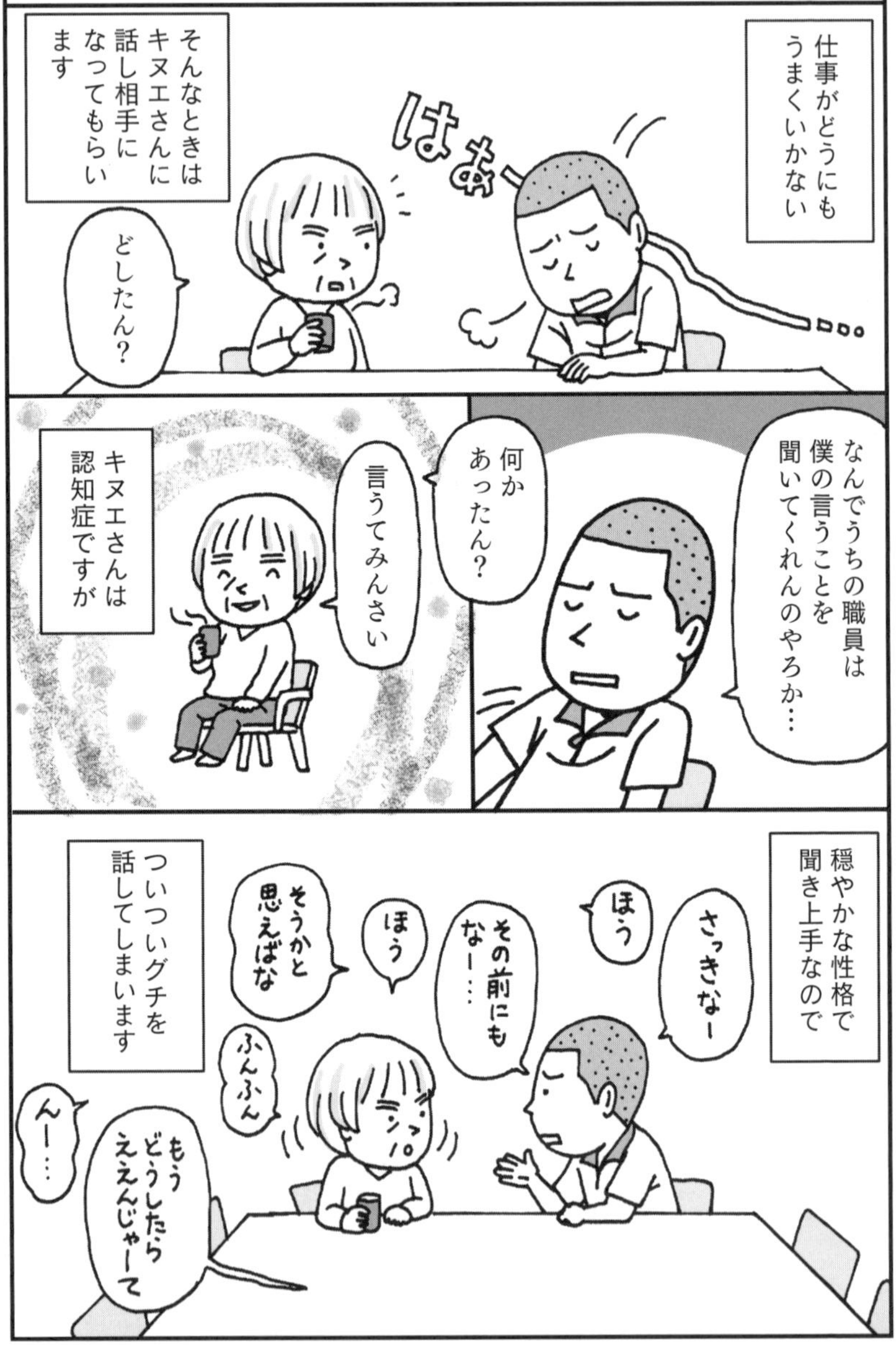
仕事がどうにもうまくいかない
はぁー
そんなときはキヌエさんに話し相手になってもらいます
どしたん？
なんでうちの職員は僕の言うことを聞いてくれんのやろか…
何かあったん？
言うてみんさい
キヌエさんは認知症ですが
穏やかな性格で聞き上手なので
さっきなー
ほう
その前にもなー…
ほう
そうかと思えばな
ふんふん
ついついグチを話してしまいます
もうどうしたらええんじゃーて
んー…

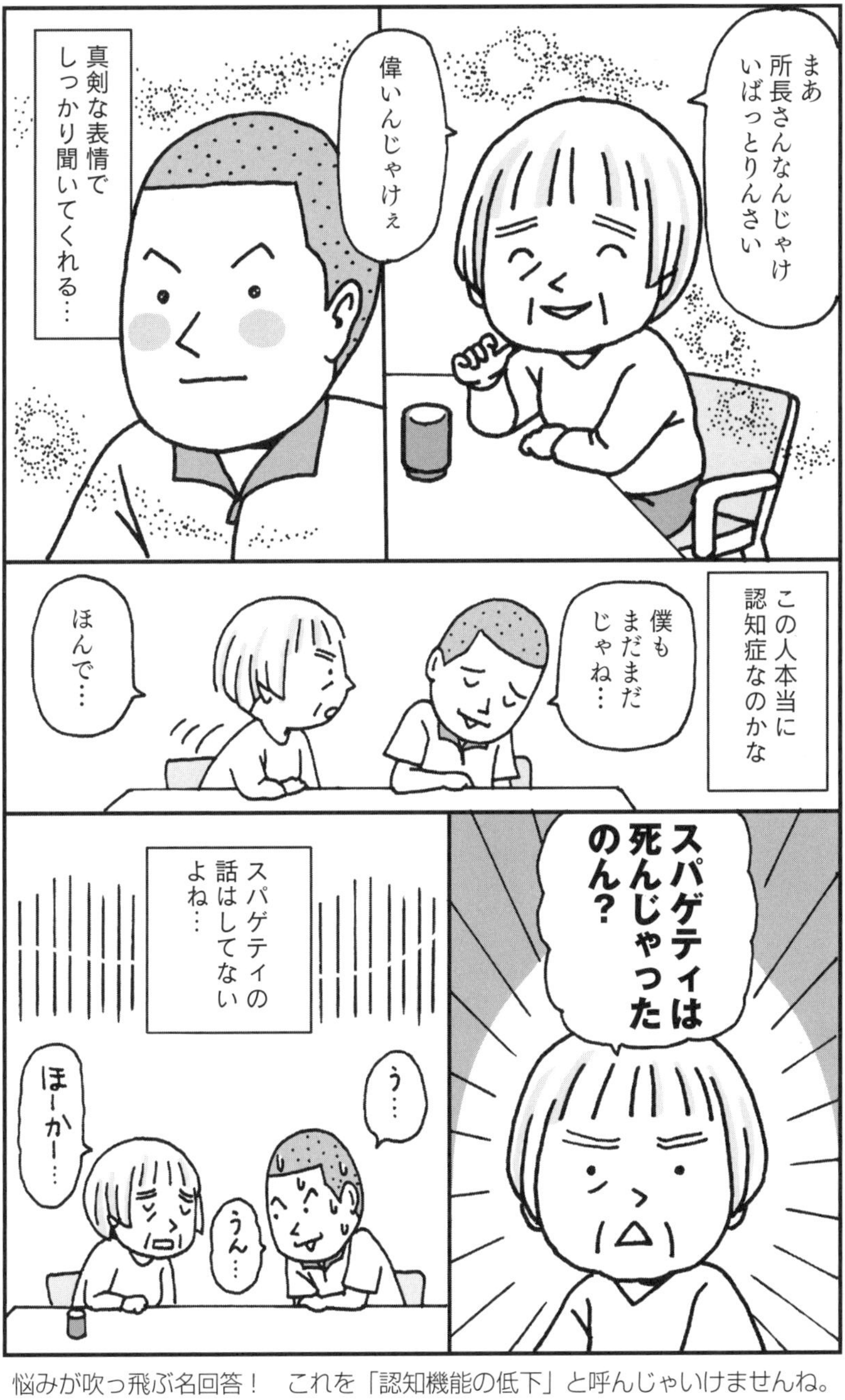
まあ
所長さんなんじゃけ
いばっとりんさい
偉いんじゃけぇ
真剣な表情で
しっかり聞いてくれる…
この人本当に
認知症なのかな
僕も
まだまだ
じゃね…
ほんで…
スパゲティは
死んじゃった
のん?
スパゲティの
話はしてない
よね…
う…
うん…
ほーかー…

悩みが吹っ飛ぶ名回答！　これを「認知機能の低下」と呼んじゃいけませんね。

お年寄りは「頼れる人」を求めている

20代のとき働いていた施設では、こんなことがありました。
自分で服のボタンを留められるおばあちゃん。
でも決まって職員に、「ボタン留めて」と言う――。
職員は、自分でできることを知ってます。
だから声を聞きつけても、
〈自分でできるでしょ！〉
と考えてとりあわない。
けれど僕は、そうはしませんでした。
おばあちゃんに近づきます。
おばあちゃんは自分でボタンを留めます。
そして「兄ちゃん、ありがとね」と感謝してくれる。
見ているほかの職員は、僕が留めていると誤解して、

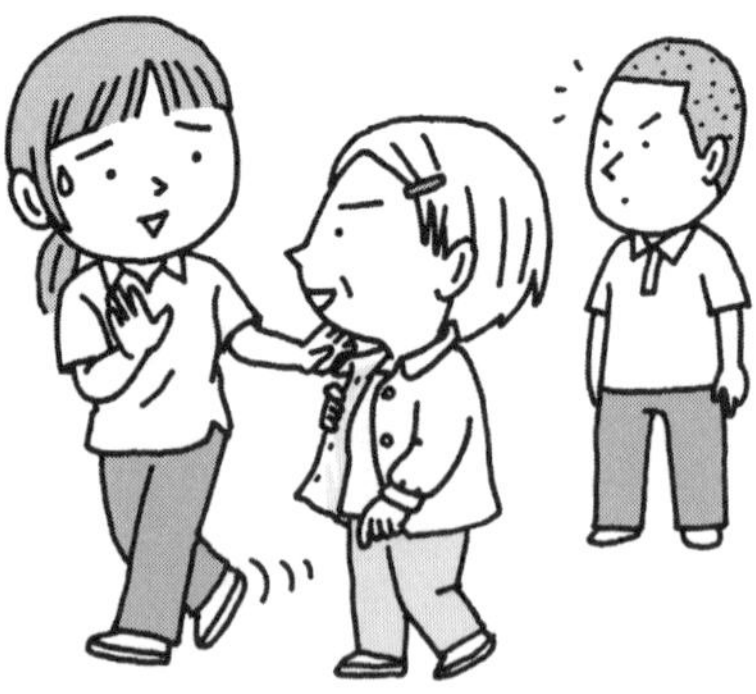

「また植さんが、何でもやってあげちゃって……」
とブツブツ小言。
申し訳ないですが、こんなとき僕は、
〈わかってないな……〉
と思っちゃいます。
おばあちゃんはボタンを留めてほしいわけじゃない。
本当は、人を求めているんです。
僕たちと一緒で、頼れる人を求めている——。
でも、誰でもいいわけじゃないんです。

「頼れる人」の言葉は聞いてもらえる

この本の第1章で、僕が講演会で参加者に
「認知症になったら、誰を頼りたいですか?」
と尋ねていることを紹介しましたよね。

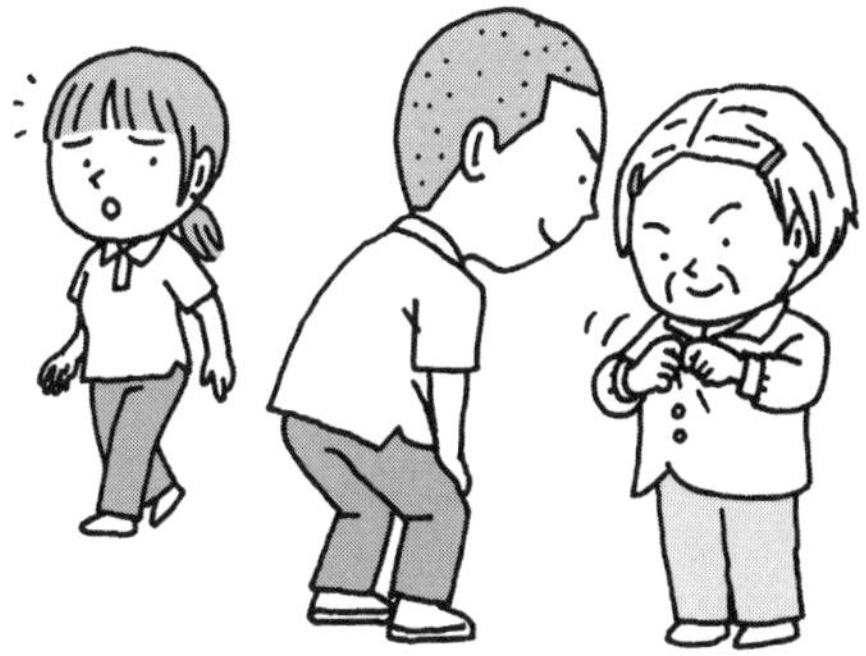

「バイト先の店長」には介護してほしいのに、「介護職」ではイヤなのは、なぜか。
その違いは、「頼れる人かどうか」ということなんだと思います。
こう考えてみましょう。
用があるので外に出ようとすると、「ダメです。出ないでください」と制止される。
外を歩いていると「早く戻りましょう」と急かされる。
——知らない人からこう言われて、あなたは聞き入れますか？
ゼッタイ、イヤですよね。それはなぜか。
「よく知らない」ということは、
「信用できるかどうかわからない」
ということだからです。
誰だって、信用できない人には頼りたくありません。
認知症の人と介護者の関係も、同じことです。
認知症の人から、
〈この人は信じられる・頼れる〉
と思ってもらえないと、介護者は介助どころか、話すら聞いてもらえません。

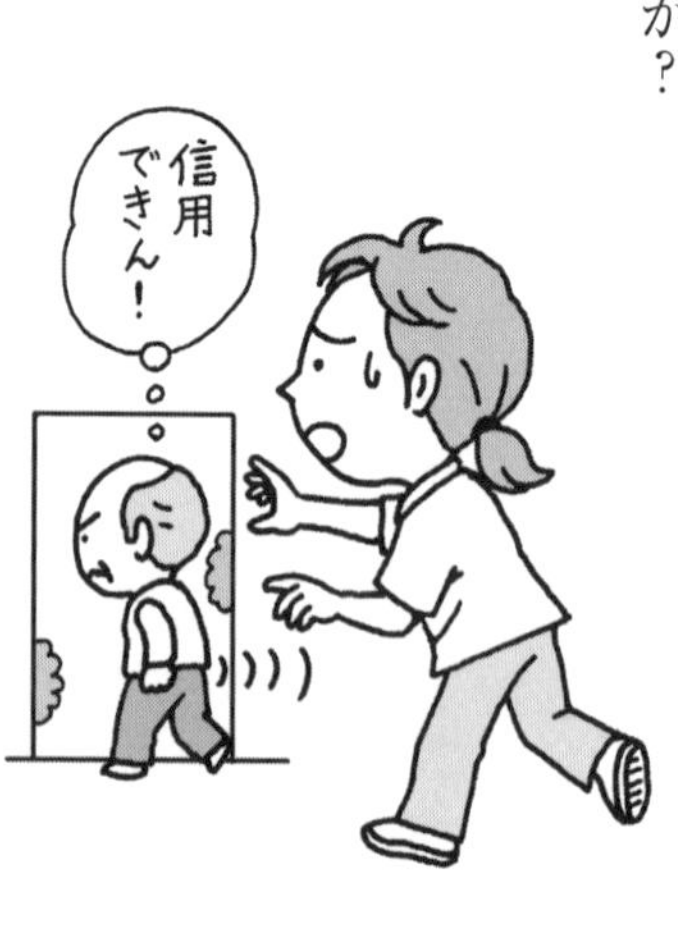

でもそれは、関係ということを考えれば、ある意味当たり前のことでしょう。

「気難しい」「介護拒否」

安易にそんなレッテルを貼るのは、実はかなり失礼なことじゃないかと思います。

逆に、お年寄りは「頼れる人」の言うことには聞く耳を持ってくれます。

たとえば、我が子が「やめてほしい」と言っても怒るお年寄りはたくさんいます。

でも、なんだかんだで最終的には子どもの意見を受け入れることがありますよね？

それは、自分の子どもを信用している・頼っている人が多いからです。

「頼れる」関係を日々つくらないと、僕らは認知症ケアの土俵にすら立てない。

自分は、お年寄りにとって信頼に足る人なのか。

自分は、お年寄りにとって頼れる人なのか。

そこが重要だと僕は考えています。

では、どうすれば介護者は、お年寄りにとって「頼れる人」になれるんでしょう？

周辺症状への対応がカギになります。

なぜなら冒頭でも書いたとおり、周辺症状こそが、人間関係を妨げる原因だからです。

症状の原因は「体調」か「感情」

周辺症状は、まず「見極める」必要があります。

最初に、その見極め方を具体的に説明します。


周辺症状と思われる言動が出たときは、まずきっかけを探します。

真っ先に疑うべきは、「体調の変化」。

具体的には、「便秘」「脱水」「発熱」「慢性疾患の悪化」です。

そして、「薬の効きすぎ・副作用・種類などの突然の変更」など。

認知症のお年寄りは、体の不調をうまく言葉で表現できません。

だから、不可解な言動で〝訴えて〟いるわけですね。

こうした原因で起こる症状には、身体介助や薬の調整で対応します。

ですが、そのあたりのことは三好春樹さんほか、僕らの大先輩にあたる介護の専門家が本やセミナーで詳しく説明しています。だから、本書では立ち入りません。

最初に身体の不調に気を配るのが大切、という点だけ確認しておきます。

もうひとつ、周辺症状の原因として注目したいのは、「感情の変化」です。

これにどう対応するかが、お年寄りとの人間関係に強く影響します。

たとえば、施設で毎晩、財布を探すおばあちゃんがいました。

「おかしいねえ、どこに置いたかねえ」

そういって探してまわりますが、これは単なる物忘れ。

僕らは職員として、おばあちゃんのことを普段から見ています。

だから、どこに置いたかだいたいわかる。一緒に財布を探して、

「ここにあったよ」

「ああ、よかったよかった。ありがとう」

一件落着です。

こういう出来事は、問題にするほどのことでもない。

気をつけるのは、おばあちゃんの**言動のなかに「人」が登場する**とき。

たまに財布を探しながら、
「誰がやったんかいね」（誰が盗んだんだろう）
と言いだすことがあります。
こんなときは「被害妄想」と呼ばれる周辺症状を疑います。
でも、一過性のことなら、さほど気にしません。
「悪者」が頻繁に登場するようになったら、注意深く見守ります。
「誰」という言葉からわかりますが、人が問題になっているからです。
人間関係が問われているんですね。

「頼ってね」と声をかけよう

周辺症状が起こっているときは、**どういう「人間的環境」をつくるかが大切**です。

具体的には介護者が、
・どんな表情で
・どんな言葉で

・どう接しているか

によって、症状が増えたり減ったりします。

ここからは、お年寄りによってとる対応が異なります。


財布を探していたおばあちゃんの場合、それが周辺症状のときは、本当に財布を探しているわけではありませんでした。

実際、職員が財布を見つけて届けたこともありますが、

「それじゃない」

と言われることもあります。

おばあちゃんが求めていたのは財布ではなく、

「財布を一緒に探してくれる人」

だったんです。

〈困ったときに誰を頼ったらいいのか〉

という不安から、探す行動に出ていたのでした。

だから、僕はこのおばあちゃんに、

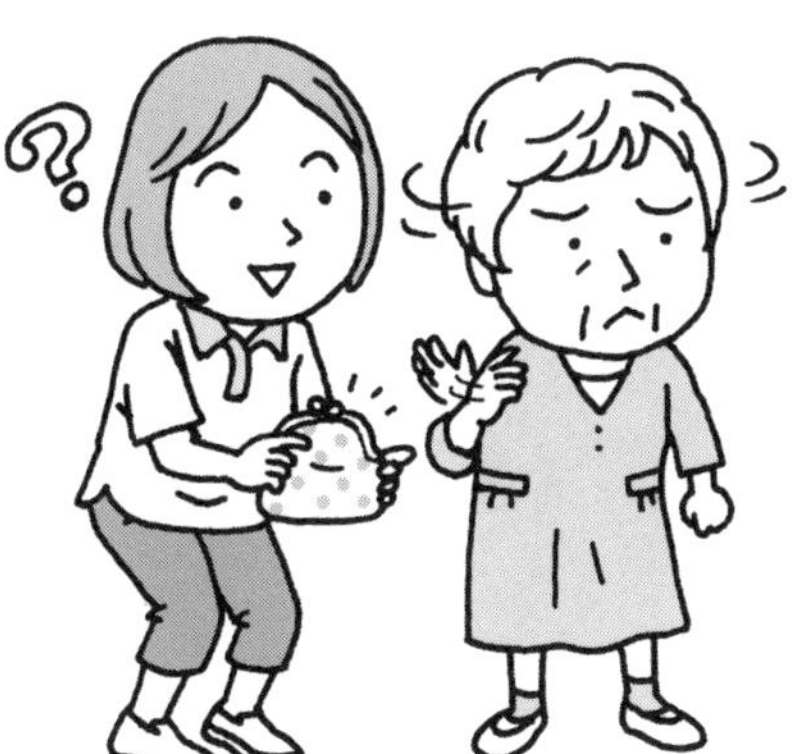

「なくなったら、いつでも僕に頼ってくださいね」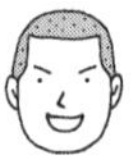

と言っています。〝あなたが困ったら、絶対私が助けますからね〟と伝えるわけです。

「物盗り」の症状が出るおばあちゃん　―タツエさんとの経験から―

ここで、僕ら専門職がどう周辺症状を解決したか、その事例を紹介します。

タツエさん（82歳）というおばあちゃんがいました。

元理容師。明るい性格で、誰とでも親しく話します。

冗談を言ったり、毎日日記をつけたり、ゲームをしたり。

これといった持病もなく、掃除・草抜き・食器拭きや片付けなどは一人でされます。

大好きな「水戸黄門」をテレビの目の前で見ては、すぐ泣きます。

入居者がケンカしていると、

「やめんちゃいいやぁ！」（やめなさいな！）

と真っ先に仲裁に入ることさえありました。

そんな優しいタツエさんが、隣のおじいさんの居室へ勝手に入るようになりました。
しかも、その居室に置いてあるお菓子を無断で食べたり、自室へ持ち帰ったりします。
つまり「盗んでいる」わけです。
タツエさんは認知症です。
こういう行為も世間では周辺症状とされています。
そこで僕たち職員は、「周辺症状のきっかけ探し」を始めました。
タツエさんの記録を見ても、体調の変化らしきものはうかがえません。
となると、「感情」がきっかけになった可能性が浮かんできます。
その一方、そもそも周辺症状ではなかった可能性だって否定できません。
もしかしたら、お腹がすいているけど、伝えられないのかもしれない。
お菓子が欲しいが、入手方法がわからないのかも。
部屋を間違えたんじゃないか。
あるいは、もっと別の原因があるかもしれない――。
こんなふうに、いろいろな原因を手当たり次第に考えてみるのが大事です。

「きっかけ」を探らないまま、タツエさんを叱るのは最悪の対応。
事実関係はどうあれ、タツエさんが、
〈職員にドロボー扱いされた！〉
と感じた瞬間、僕らとの人間関係は崩壊し、居場所がなくなってしまうからです。
それだけは避けねばなりません。

「推測⇩仮説⇩検証」で解決策を探る

次の段階では、推測を仮説にまとめて、ひとつずつ検証していきます。
タツエさんのケースでは、僕は職員とともに2つの可能性を考えました。

仮説❶ 本当にお菓子が欲しいから盗った

つまり、周辺症状ではない可能性も含め、お菓子が目的だった、という仮説です。
試しに、タツエさんの部屋にお菓子を置くようにしました。
でも、タツエさんは興味を示しません。
相変わらず隣室から持ちだします。

お菓子が食べたいだけなら、わざわざ盗むことはありません。

つまり、タツエさんの行動はつじつまが合っていないのです。

このことから、お菓子自体が目的ではなく、行為は周辺症状だと確信できました。


そこで、感情に焦点を当てて仮説をたてました。

「不安」「悲しさ」「喪失感」など、ネガティブな感情は周辺症状を引き起こします。

そうした感情が生まれる機会がなかったか、職員と会議で話しあいました。

すると――、

「最近はほかの人に目がいって、タツエさんに寂しい思いをさせていたかもしれない」

「そうそう。タツエさん、元気だからねえ」

という意見が複数出ました。つまり、

仮説❷「寂しさ」が原因となって引き起こされた周辺症状である

がうかびあがってきたわけです。

今度はこれを検証する＝タツエさんの寂しさを解消する取り組みをしてみます。

とはいっても、職員は日々、多くの業務を抱えています。

家で家族を介護している方も、家事や仕事に追われてますよね。

誰かとゆっくり過ごす時間を確保するのは、なかなか困難です。

「すぐできる具体策」でないと、介護の現場では役に立ちません。

どうしたらいいでしょう?

声かけの工夫とスキンシップで解決

僕たちは、声かけを工夫することにしました。

といっても難しいことではない。

いつものあいさつに、一言、二言加えることにしたんです。

たとえば、朝は誰でも、

「おはよう」

と言いますが、続けて、

「今日は寒いですね。僕、寒いの苦手なんですよ〜」

とか、何でもいいので短く添える。あわせて、

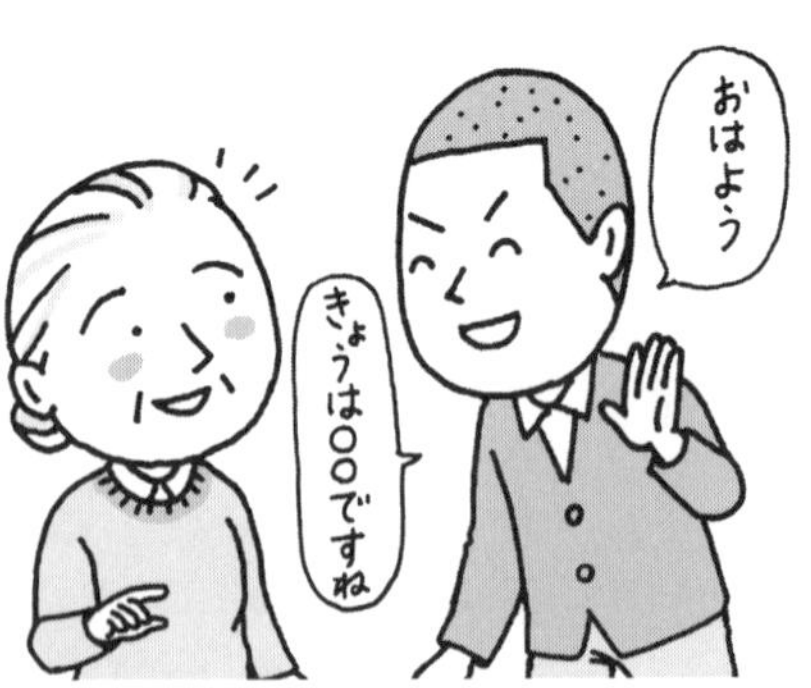

・ちょっと手を握る
・何気なく肩に触れる

といった**無理のないスキンシップ**も心がけました。

些細なことのようですが、効果はありました。

1ヵ月ほどあとには、問題の行為はおさまったんです。

ちなみに、わけて書きましたが、実際には仮説①と仮説②は同時に検証しました。

「盗む」という行為だけに対応していたら、人間関係は崩れていたと思います。

わからなかったのは、なぜあのタイミングで周辺症状が出たか。

事後に判明したことがあります。

症状が出た時期、タツエさんの自宅が建て替えられることを、ご家族が訪問の際に伝えたとわかりました。孫夫婦が住むためだそうです。

あらためて記録を確認すると、確かに、訪問の数日後から不可解な言動が出ています。

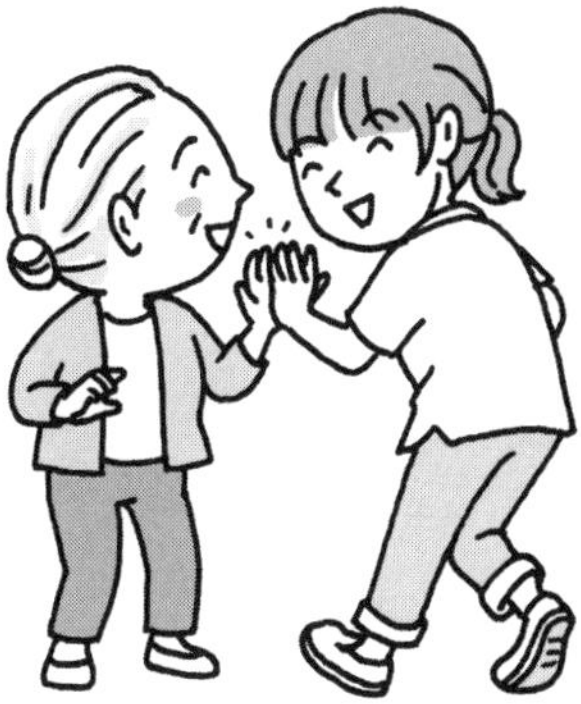

もしかしたら、「自宅がなくなる」ことに不安や寂しさを感じたのかもしれません。
周辺症状の原因は、タツエさんの事例のように後づけでわかることもあります。
認知症の人が、わかりやすく伝えてくれるとは限りません。
だから介護者が見極めねばならないんです。

関連してもうひとつ、言いたいことがあります。
タツエさんのような事例を経験していると、
〈ご本人が落ち着くまで、ご家族には面会を控えてもらおう〉
と考える介護職がいると耳にします。家族のほうも、
〈迷惑をかけてはいけない。しばらく面会はやめよう〉
と遠慮したりするそうです。
でも僕は、「むしろ家族には面会に来てほしい」と思っています。
ご本人は「寂しい」と感じているわけですから、面会に来てもらって、
〈ここにいても家族に会える〉
と、実感できれば、お年寄りも安心できると思いませんか?

だから家族が遠慮することはないし、介護職はお年寄りをサポートできるよう、スキルを磨いてほしいと思います。

働きかけるタイミングも大事

もう1ケース紹介します。
オカモトさん（83歳）は夜、落ち着かないことがある男性でした。
深夜でも構わず施設から出ていこうとされます。
玄関だと誤解して、ほかのお年寄りの居室の戸を開けてしまうことも……。
その部屋の入居者と諍《いさか》いになったこともあります。
僕は職場に泊まり込んで、落ち着かない原因を探ってみたことがあります。
すると、オカモトさんには「よく寝る日・寝ない日」があることがわかりました。
よく寝ない日には、イライラや幻視が出ることもあります。
なぜそうなるのか。夜勤者の対応に違いがありました。

寝ない日の夜勤者は、オカモトさんが歩き回るのに付き添います。
ほかの入居者とのトラブルを避けるため、横について歩くんです。
そして、オカモトさんがほかのお年寄りの居室へ向かおうとすると、
「あっ、そっちではなくて……」
と、誘導しようとすることが多いとわかりました。
一方、よく寝る日の夜勤者はどうか。
オカモトさんが起きて歩き回り始めても、何も話しかけません。
後ろから追っていくだけです。
トラブルを起こさないように監視しているわけではありません。
オカモトさんは、出口がわからず困っている。
だから、いつでも頼ってもらえるよう見守っているんです。
そして、オカモトさんに助けを求めるそぶりが見え始めたタイミングで、
「どうかされました？」
と声をかけていました。

「トラブルを避けるため」についているのか
「頼ってもらいやすいよう」についているのか

その違いを、僕らが思っている以上に、本人は敏感に感じているようでした。

オカモトさんが誤ってほかの人の居室に入り、ケンカになったことがありました。
そんなときでもよく寝る日の夜勤者は、いきなり介入して止めるのではなく、

「困ったら、いつでも僕を頼ってね」

と、オカモトさんのそばについていていました。
オカモトさんは、歩き回りながらいつしか不安になっていたんです。
そんな人のペースを崩すようなかたちで介入しても、よけい不安にさせるだけ。

そばにいて、タイミングをみて働きかける
頼れる人だと感じてもらう

それが大事だというのが、よくわかります。

時間は必要だが「非効率」ではない

それにしても、効率や手早さが求められる時代に、1ヵ月も対応し続けたり、すぐに介入しないのはムダが多いように見えるかもしれません。

時間がかかるのは事実です。

しかも、初回の対応はけっこうたいへんだったりします。

でも、たいへんなのは1回か、多くて数回で済むことが多い。

きちんと付きあえば（振り回されれば）、お年寄りは、

〈この人は味方だ〉

〈信用できる人だ〉

と感じてくれるからです。そして、

介護者　「今日はやめとかん？」

お年寄り「そうかねえ」

と、なんとなく聞いてもらえるようにさえなるんです。

もちろん、聞いてもらえないときもあります。

それでも、無理に止めたり、ウソで丸め込むようなことはしません。

そんなことをすれば、

〈信用できないな〉

〈こいつは敵だ〉

と思われかねないからです。

だから、たとえば外に出ようとする人がいればついて歩きます。

でも、ついて歩いているうちに、30分歩いていたのが20分で済むようになり、10分になり、やがて「ちょっとだけ」になる……というふうに変化していくものなんです。

とにかく敵にならない。味方になり、さらに「頼れる人」になる
そういう人間関係をつくる。そんな関わり方のほうが、その場限りの対応より大事です。


ちなみに僕は、オカモトさんのような人が、他人の居室に入るときも止めません。

むしろ一緒に入ります。

当然、部屋の主は驚くでしょう。そうしたら小声で、

「すみません、ちょっと待ってあげてください」

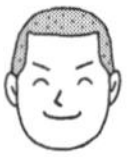

と頼み込んで、いったん目をつぶってもらいます。

その部屋の主が新しく入居してきたばかりの人であれば、

「僕が施設長なんで、まかせといてください」

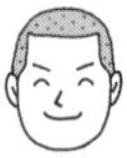

など、安心してもらえるような声をかけて、こらえてもらいます。

そしてタイミングをみて、

「あっちが開いてるかもしれませんよ」

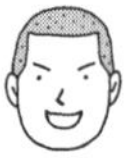

と、〝侵入〟してしまったお年寄りに声をかけて、できるだけ早く退出します。

介護者が嫌われている場合にどうするか —シゲさんとの関わりから—

ところで、世の中には「どうしても馬が合わない」という人がいますよね。

残念ながら、介護者とお年寄りの間でも、そういうことは起こります。

症状なのか何なのか、「嫌い方」がハンパじゃないんで、ホント、たいへん……

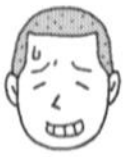

僕が昔勤めていた老健での話を紹介します。

老健のある男性職員は、シゲさん（80歳）という女性にめっぽう嫌われてました。

よろけたのでその職員が手を貸そうとすると、

「襲われた！」

とシゲさんが叫ぶ。

食事時、リビングに案内しようとすると、また、

「襲われた！」

——何をしてもこんな反応なので、介助ができません。


極めつきはこんなことがありました 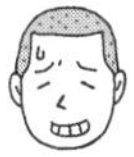

ある日のこと。施設のテレビで芸能人の不倫のニュースが報じられていました。

しばらくそれを見ていたシゲさん、勢い込んでその男性職員のほうへ向かっていきます。

そして、

「あなたね！　うちの娘をもてあそんだのは！」

と激怒——。

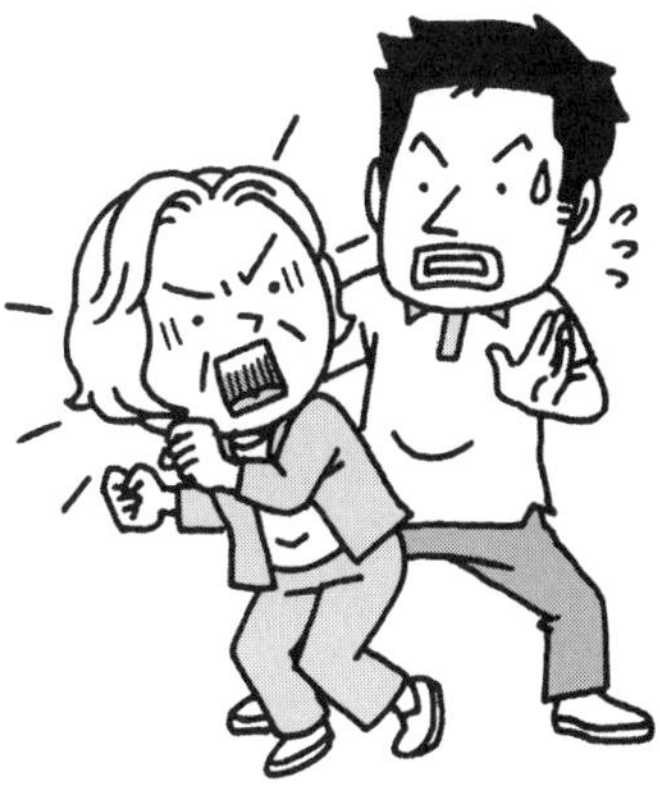

シゲさんのなかで芸能人と男性職員が結び付き、さらに彼が、既婚者であるにもかかわらず娘に手を出した、という妄想になったようです。

介護者が嫌われている場合

「頼れる人の知人」になろう

ここまで嫌われてしまったら、もうどうしようもないのか？
そうとも限りません。このケースでは、こんな方法で切り抜けました。
シゲさんは早くに夫を亡くし、娘を女手ひとつで育ててきた方です。
そして彼女にとっては、その娘さんが「頼れる人」でした。
僕たちはそこに目を付けました。
シゲさんの娘はよく施設を訪問してくださる方です。そこで男性職員を紹介して、

「この職員が同級生だったという設定で、ちょっと演技していただきたいんです」

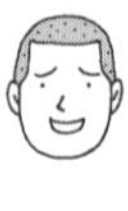

とお願いし、

・娘さんとどこでどう出会ったか
・娘さんと仲良くなったきっかけは

・これまでどんな付きあいをしてきたのか
こういったことを細かく申しあわせました。

次の訪問日──。
娘さんが施設を訪れます。
そして、嫌われている男性職員といかにも親しげに談笑。
そこへシゲさんが加わります。ここで娘さんが、

「そうそう、覚えてるでしょ？　ほら、私の同級生だった○○くん……」

と、男性職員を〝自分の同級生〟として紹介します。
申しあわせどおり。なかなかの名演技です。
シゲさんは、
「まあ、そうね」（まあ、そうなの）
とちょっと嬉しそうな顔になりました。
とはいっても、シゲさんはすぐ忘れてしまいます。

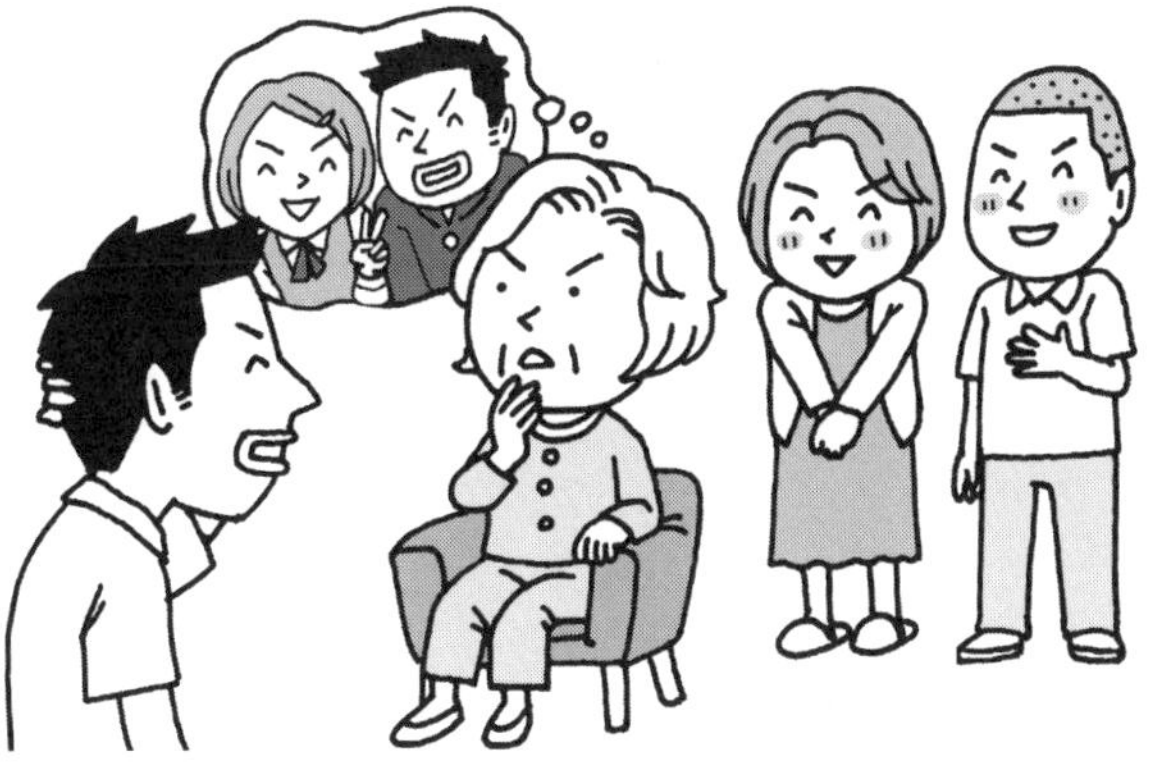

だから、僕らはこの小芝居をくり返しました。

やがて、シゲさんのなかに「娘の同級生」が定着していったようです。

徐々に、ですが、男性職員の介助を受け入れてくれるようになりました。

あるときはシゲさんのほうから職員に近寄り、こう声をかけてくれました。

「あなたよね？　娘の友達は」

別の日は、シゲさんと仲良しの女性職員が、一緒に喫茶店へ行くことに。

このとき試しに〝娘の同級生〟に運転手を務めてもらいました。すると……。

帰ろうとする男性職員にシゲさんが、

「あなたも飲んでいったら？」

と誘ってくれたそうです。そして、3人でティータイムを満喫して帰ってきました。


介護する側もされる側も、お互い人間です。

介護者が「頼れる人」と認識されるのは重要ですが、頑張っても届かないことはあります。

そんなときは、今紹介したように第三者を間に入れ、

「頼っている人の友人・知人」

「〝自分が信用している人〟が信用している人」になれば、うまく付きあえるかもしれません。

「友達の友達は、私の友達」じゃありませんが、

「信頼している人が信頼しているなら、その人は信頼できる」

となるかもしれない。

そうやって誤解を解き、職員への印象を変えることができた事例でした。

というわけで、それぞれのお年寄りの「頼れる人」を見つけておくことも人間関係づくりでは大事になります。

お年寄り同士の人間関係をどうするか

介護者はときに、自身と認知症の人の関係だけでなく、「認知症の人同士の関係」を調整する必要に迫られます。

僕はお年寄り同士のケンカを無理に止めたりはしません。

冗談みたいな話ですが、84歳の人に、94歳の人が、

「この若造が！」

と吐き捨てているのを見たこともあります。

それでも僕は、言いあい程度なら静観します。

止めに入るのは、たとえば次のようなときです。

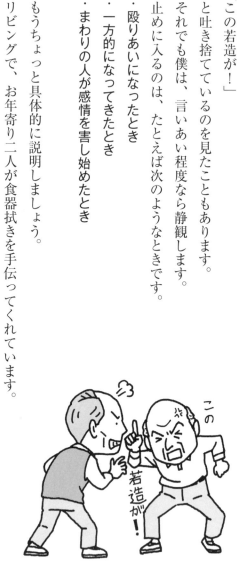

・殴りあいになったとき
・一方的になってきたとき
・まわりの人が感情を害し始めたとき

もうちょっと具体的に説明しましょう。

リビングで、お年寄り二人が食器拭きを手伝ってくれています。

一人はもう一人の食器の拭き方が気に入らないみたいです。

やがて、「もっとこうするんよ」などと口出しが始まる。

言われたほうは最初、「そうじゃね」くらいでスルー。

しかし、見ているとだんだん熱が入って、互いに言い方がキツくなる……。

ここらへんで職員が、介入のタイミングをうかがい始めます。
手が出たり暴言が見られたりしたら、すぐ割って入るためですね。
しかし、このときはそうはなりませんでした。
口出しされた人が最後に、
「いちいち言われなくても、わかってますよ！」
と強烈な反撃——。
反撃されたほうはムカッとしていますが、無言です。
やがてそのまま、別々の場所へ移動していきました。

お年寄りは、さすがに人生の先輩だけあって引き際を心得ています。
そこは僕らも、お年寄りを信頼してるんです。
また、僕らが普通に暮らしていても、口ゲンカくらいはしますよね。
だから、変にコントロールして「仲良し」にさせる必要はないと思うんです。

「目を盗む」で差別を予防

というわけで、原則ケンカは自由。でも、それでは済まないことだってあります。

難しいのは、ある認知症の人の失敗を別のお年寄りが見て、

「あいつはバカだ」

とか言って差別を始めてしまうこと。

たとえば、あるお年寄りが排尿に失敗してしまったとします。

すると、別のお年寄りからバカにされたり、嫌われて避けられる、なんてことが起こって、失敗した人が居場所をなくしてしまう――そういうことは、現実に起こります。

そうならない配慮のひとつとして、
目を盗む
という方法を覚えておくといいかもしれません

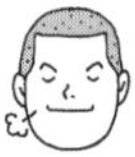

ある昼下がりにこんなことがありました。

施設のリビングにお年寄りが集まって、大好きな「水戸黄門」を見ていました。
あるおじいさんが立ち上がり、テレビの前にスーッと出ていきます。
「見えんじゃないね！」（見えないじゃないか！）
とほかのお年寄りが怒りだします。僕が、
「まあまあ」
となだめながら、おじいさんに近づくと……。
なんと、おじいさんはテレビに向かって放尿してました。

幸い背を向けているので、
僕以外その行為には気づいてないようです。
そこで僕は、職員に「目を盗んで！」と視線で合図。
合図を受けた職員は、テレビと真反対の一角から、
お年寄りにわざと大きな声で話しかけます。
内容は何でもＯＫ。たとえば、

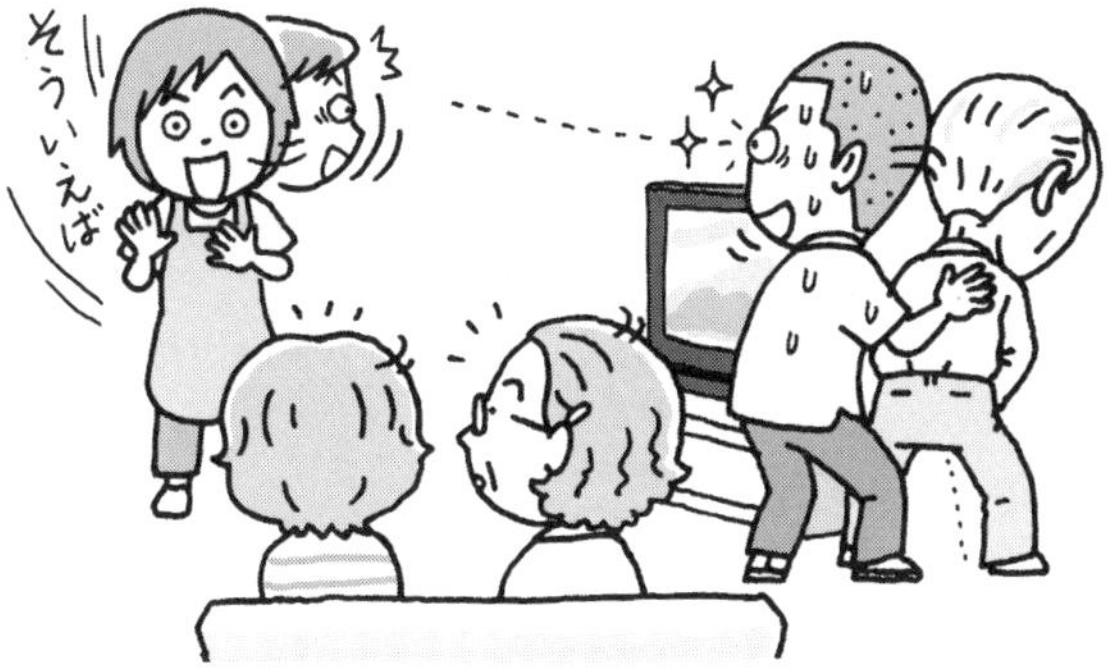

「はぁ疲れたわぁ……。○○さんも疲れてない？」

「そういえばこの前もね……」

と言ってお年寄りの目を自分に集中させ、テレビ側を死角にするのが目的なのです。

そうこうしているうちに、テレビ前のおじいさんの排尿が終わります。

何食わぬ顔で、僕がこっそりソファまで誘導。

素早く雑巾を持ってきて、テレビやテレビ台、床などを清掃・消毒。

終わったところで、再び職員に目で合図。

すると職員は、

「ああ、ごめんなさい。『水戸黄門』見よったよね」（「水戸黄門」見てたよね）

と、もとの業務に戻ります。

お年寄りの視線は再びテレビに向きますが、そこはもう、僕が掃除したあと――。

あのおじいさんの排尿に気づく人はいません。

こんなふうに、**見なくてもいいところ・見てほしくないところをうまく隠す**わけです。

この場合の最悪な対応は、職員が驚いて、

「あらららら……、××さん、ここトイレじゃないのよ！」

なんて言ってしまうことです。

「××さんが失敗してますよー」と触れ回って、恥をかかせているのも同然ですね……。

施設であれ家庭であれ、トイレの失敗は介護にはつきものです。

グループホームでも、誤って廊下に排便してしまうお年寄りがいたりします。

そんなとき、「やめてーっ！」なんて騒いでも、本人を驚かすだけ。
・間に合うなら、新聞紙を敷いたりして床が汚れないようにする
・ほかの人から見えないように、バスタオルなどで視線を遮る
そんな配慮のほうを、僕はおすすめします。

お年寄り同士の人間関係 上手な介入のしかた

介護者は、対立している人たちを目にすると、つい、
〈この二人を引き離したほうがいいいな……〉
なんて考えてしまいがちです。

でも、僕は人と人の接点を減らす対応はとりません。

たとえば、お年寄りのなかには、思ったことをそのまま口に出す人がいます。

会話の最中、予想もつかないような文脈で、

「あいつのような、あんなキ○○○には、なりとうない」

と、とても本には書けないような言葉がポーンと出てくることも……

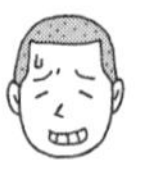

そんなとき、差別する人・される人の接点を減らすのは、おすすめできません。

接点を減らすことで、どちらかが排除されて居場所がなくなってしまうからです。

こんなふうに差別的な話が出てしまったら、どうするか。

僕は、差別する人の隣に座って、見下されている人の苦労話をわざとします。

すると、「へえー、そうだったの……」と、見方が変わることもあるからです。


これと関連してもうひとつ。

暴言を吐いたり机を叩くなど、粗暴な行為で避けられてしまうお年寄りもいますよね。

そんな場合、僕なら、まず他者に被害が出ないように気をつけます。

そして、粗暴な行為が出た人が、自分の居室へ帰ったときなどを見計らって、

「あの人は認知症で……」

と、率直にほかの入居者に説明することもあります。

説明という形で介護者が人間関係のクッションになるわけです。

同時に、粗暴なお年寄りに僕ら介護職がどう関わるかも考えます。

暴力だって周辺症状かもしれない。

体調や感情の変化に上手に対処すれば、解消されることだってあります。

でも、人間関係が断絶してしまったら、不穏な認知症の人はもっと不穏になるでしょう。

だから、回りくどいようでも、そんな介入のしかたをしています。

第3章

「すれ違い」をなくして人間関係を整える

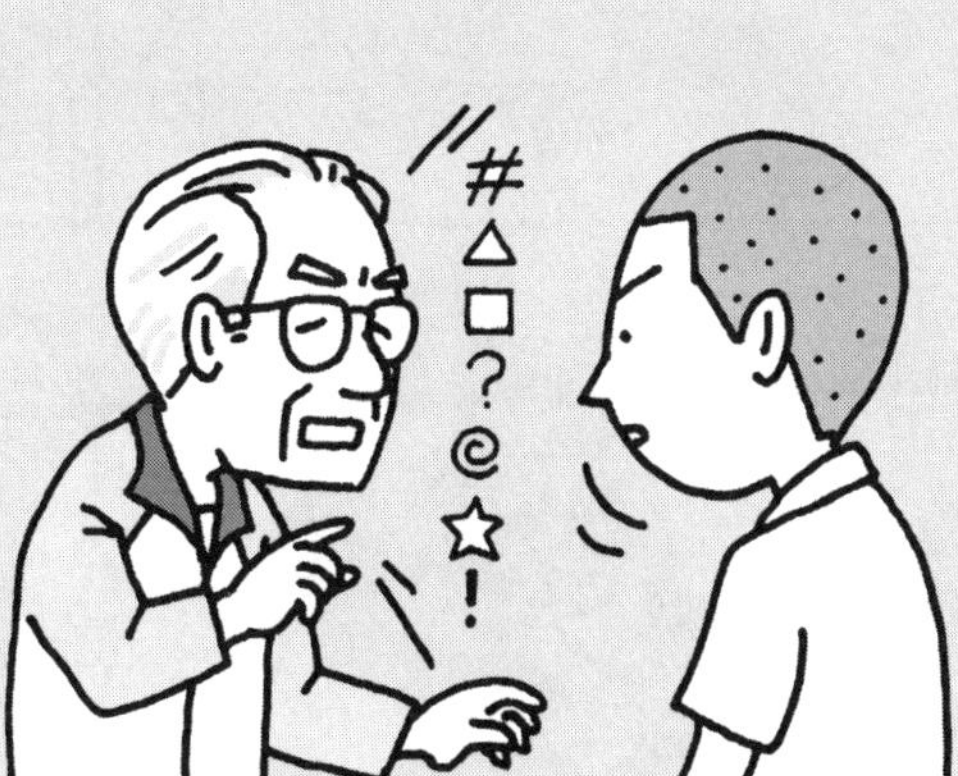

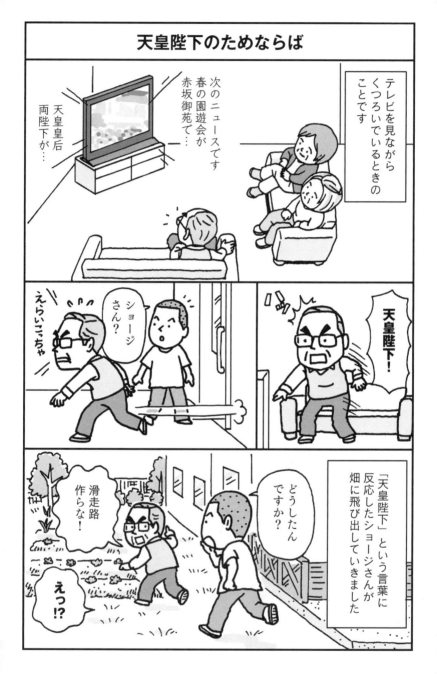

天皇陛下のためならば

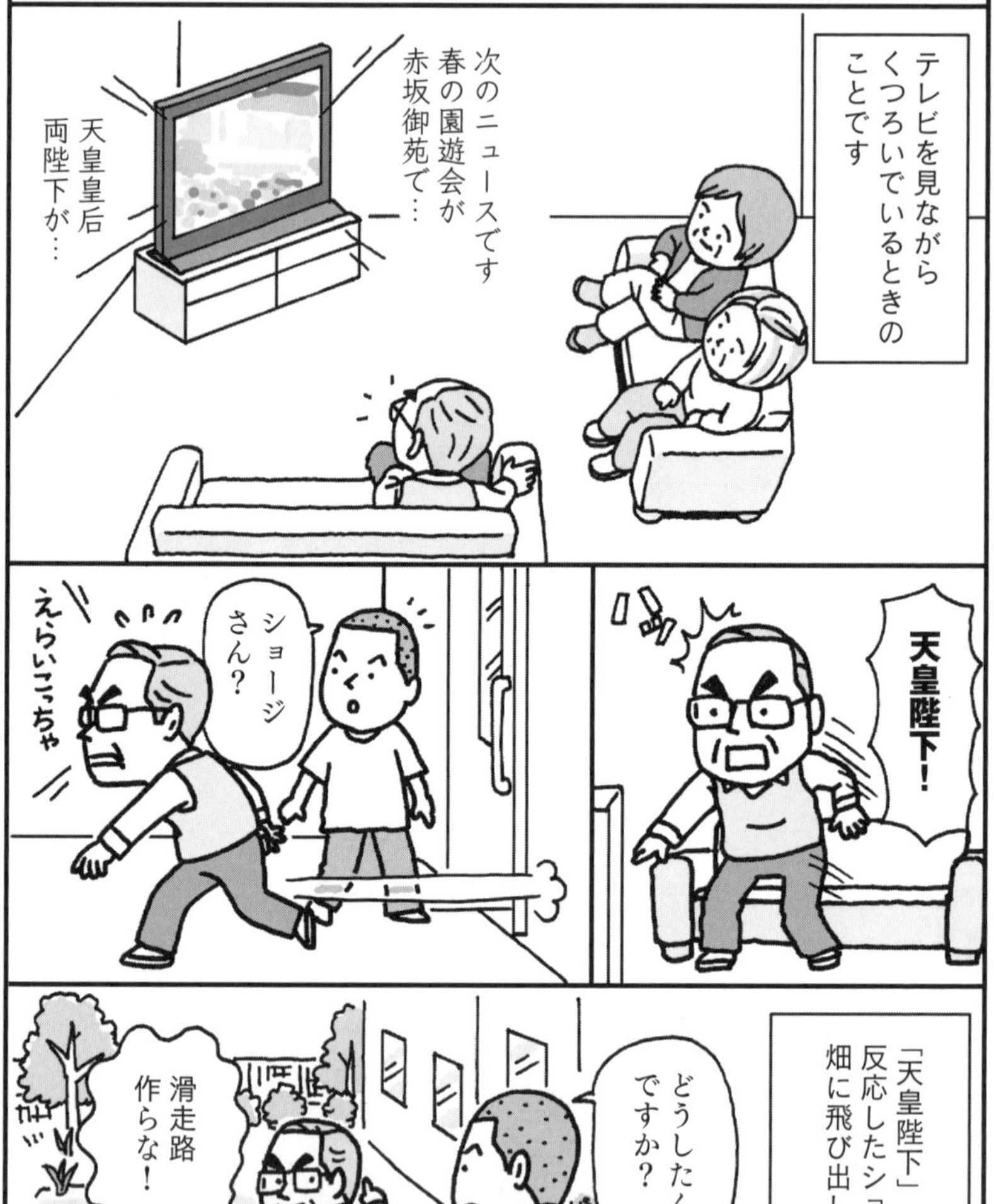

テレビを見ながらくつろいでいるときのことです
次のニュースです 春の園遊会が 赤坂御苑で…
天皇皇后両陛下が…
天皇陛下！
ショージさん？
えらいこっちゃ
「天皇陛下」という言葉に反応したショージさんが畑に飛び出していきました
どうしたんですか？
滑走路作らな！
えっ!?

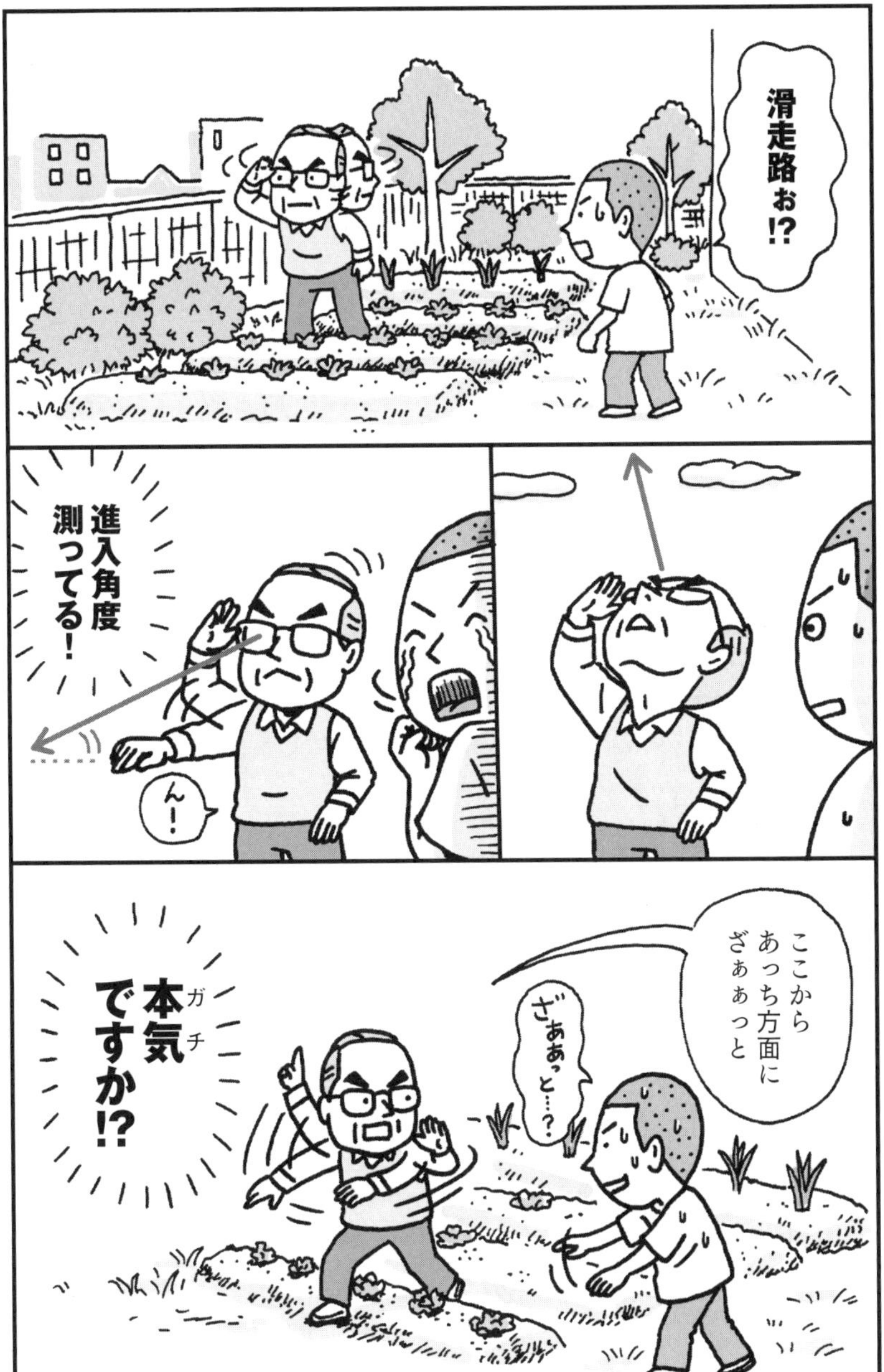
滑走路ぉ!?
進入角度測ってる!
ん!
ここからあっち方面にざぁぁっと
ざぁぁっと…?
本気《ガチ》ですか!?

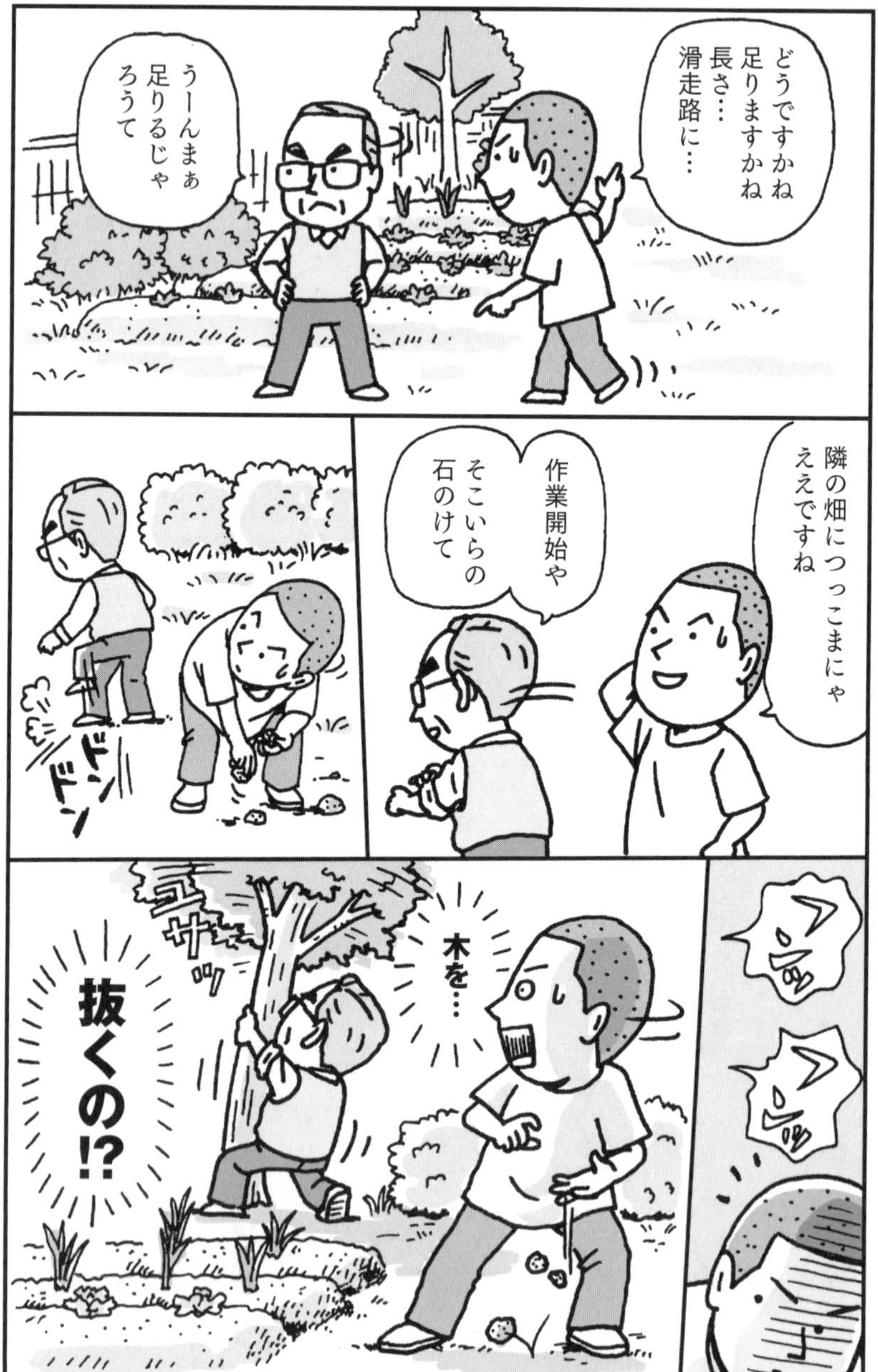
どうですかね
足りますかね
長さ…
滑走路に…
うーんまぁ
足りるじゃ
ろうて
隣の畑につっこまにゃ
ええですね
作業開始や
そこいらの
石のけて
ドン
ドン
ユサッ
木を…
抜くの!?

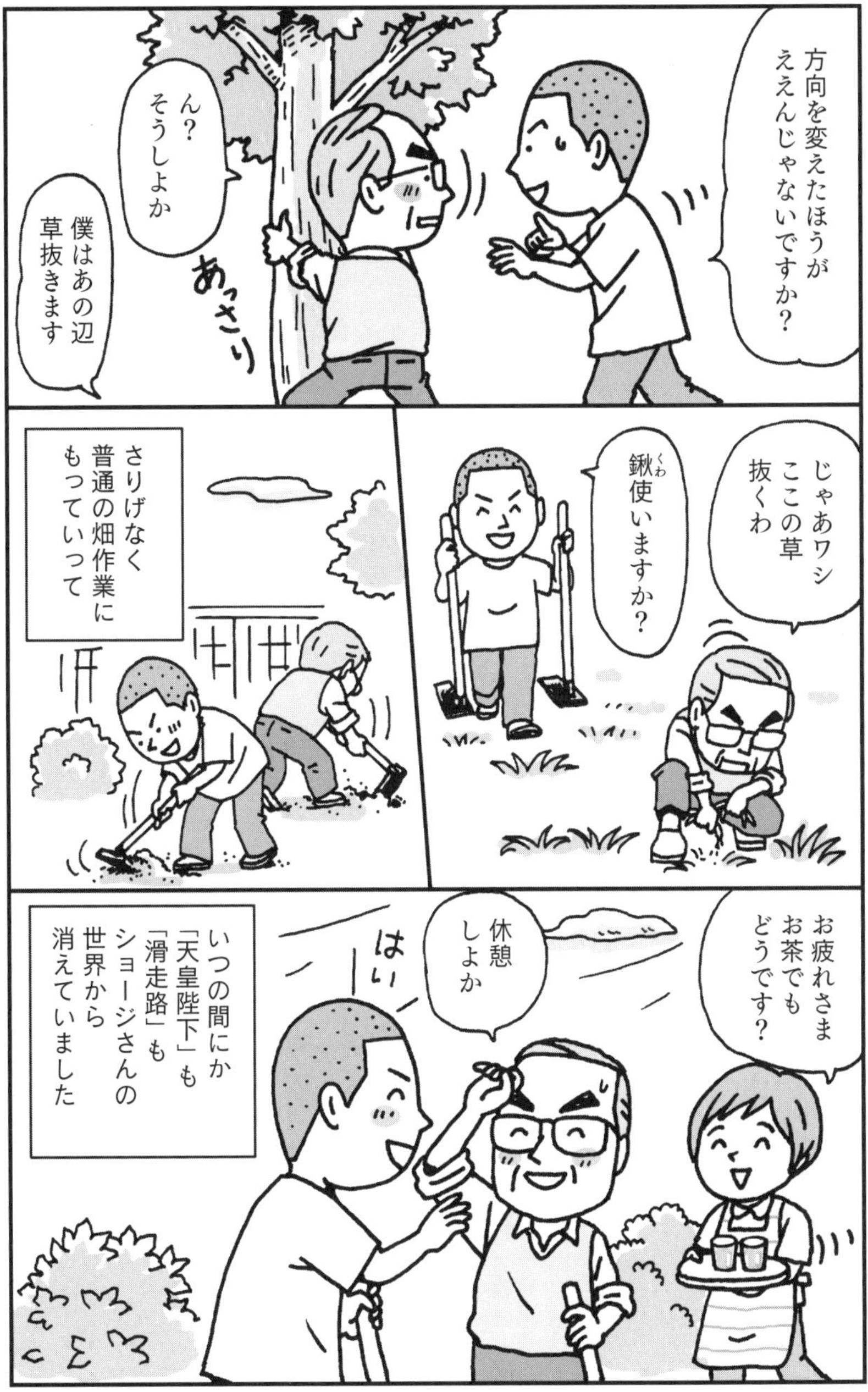
方向を変えたほうが
ええんじゃないですか?
ん?
そうしよか
あっさり
僕はあの辺
草抜きます
じゃあワシ
ここの草
抜くわ
鍬《くわ》使いますか?
さりげなく
普通の畑作業に
もっていって
お疲れさま
お茶でも
どうです?
休憩
しよか
はい
いつの間にか
「天皇陛下」も
「滑走路」も
ショージさんの
世界から
消えていました
無理に介入せず少し付きあえば、うまく「着陸」できることもあるんですよ!

噛みあわないのは「世界が2つある」から

僕は、認知症の人を介護している家族から、

「うちのおじいちゃん、ときどき、わけわからんこと言うんですよ……」

と相談を受けることがあります。たとえば、

・80を越えたおじいちゃんが、娘を「おかあちゃん」「ねえちゃん」と呼ぶ

・子どもは独立しているのに、「ご飯つくりに帰らなきゃ」とおばあちゃんが言いだす

介護者なら、こんな経験が一度や二度はあるんじゃないでしょうか？

こうした症状も、介護者とお年寄りの人間関係をこじれさせます。

不可解な言動に対応するとき、僕は一緒に働く職員に、

「世界が2つあると考えよう」

「その人の世界に合わせよう」

と伝えています。

認知症の人に接するとき、介護する人はとかく、
〈お年寄りをなんとか誘導しよう〉
と、無意識に自分の都合を優先してしまったり、逆に、
〈この人は認知症なんだ。私が我慢しなきゃ〉
という発想に凝り固まってしまいがち。
でも、それではいい介護はできないし、長続きしません。
積もり積もった不満が、本当に大切なときに、
「もう知らん！」
と爆発してしまうかも。
考え方を変えましょう。
まず、「この人は自分とは異なる事実を見ているんだ」と割り切ってみます。
そして変に誘導せず、介護者がその事実へと寄せていく。
その人の世界・事実に僕らがお邪魔させてもらう。
そんな感覚を持てるといいかもしれません。

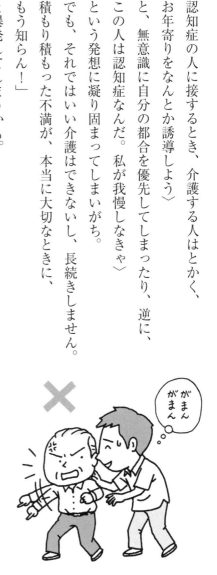

認知症の人が出入りする「世界」とは　―テラダさんの場合―

現役時代は経営者だった、テラダさん(72歳)というおじいちゃんがいます。
テラダさんは、いろいろな「世界」をお持ちでした。
たとえば決まって深夜、トイレに起きます。
トイレのあと、まっすぐ自分の部屋へ戻れば夜勤の職員は一安心。
ところが居室に戻らないと、一転して緊張します。
そんなときのテラダさんは、決まって「朝」の世界にいるからです。

テラダさんは仕事一筋の人でした。
「朝」は彼にとって「仕事に行くこと」を意味していました。
もちろん、現実には夜中で、テラダさんは引退した身です。
でも、ご本人にとっては「今は朝」というのが事実……。
だから、出勤しようとします。

ところが「みのり」は夜、玄関にカギをかけています。
カギが開かない、とあきらめてくれればいいのですが、さすが（？）元社長。
玄関から出られないとみるや、テラダさんはほかの出口を探して歩く。
そして、ドアというドアを次々開けようとするのです。
ほかの入居者が眠っている部屋のドアを開けることもあります。

ある秋の日の早朝4時。テラダさんが廊下を歩いています。
今日もまた、「出勤モード」に入っている——。
たまたま別の入居者がトイレに行くため、居室から出てきました。
それを見ていたテラダさん、その入居者の居室に入ります。
そして、開いていた居室の窓から外に出てしまいました。
気づいた夜勤者が、あわててあとを追います。
幸い、テラダさんはまだ「みのり」の敷地内にいました。
何とか施設に戻ってほしい職員。
でも、ここで無理にひきとめると、テラダさんは激怒するでしょう。

なだめようといろいろ話しかけますが、足を止めてくれません。
〈冗談じゃない。オレは仕事に行くんだ〉
そう顔に書いてあります。

一方の職員は、「出勤」の世界にはいません。
〈なんとか怒らせないようにしたい。でも、戻ってほしい〉
二人はグルグルグルグルグル、施設の敷地を歩き回りました。
何週か畑をまわり、あまりの寒さに耐えられなくなった職員。
思わずこう口走ったそうです。
「寒くない？」
するとテラダさん、
「寒いです」
このとき初めて「寒い」という共通した「世界」に立つことができました。
そして「暖かい場所に行きたい」という気持ちになったんでしょう。
職員の「暖かい所、行こうやぁ」という声かけでようやく、戻ってもらえたんです。

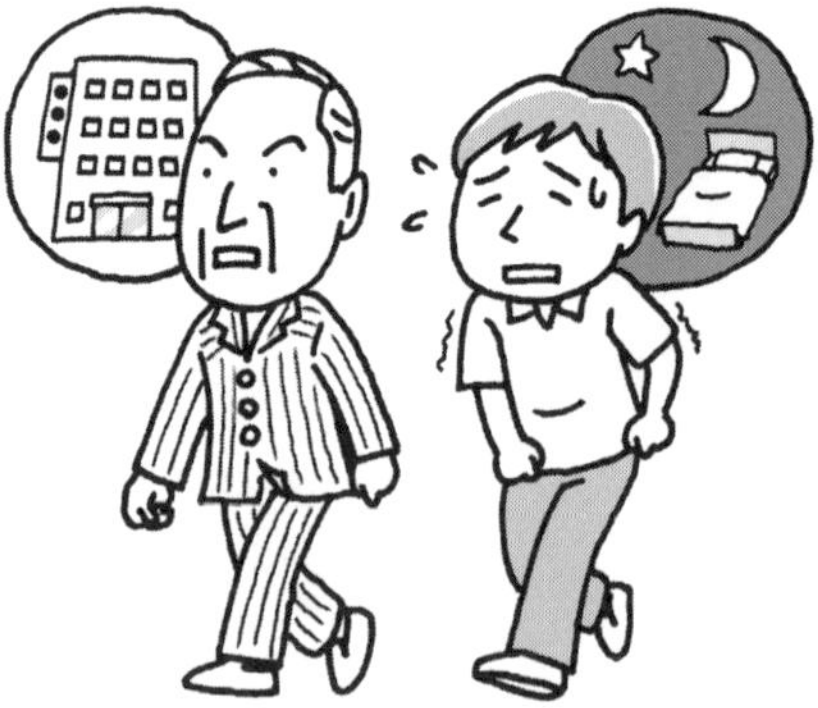

こんなふうに、**ご本人と介護者の世界が重なれば、ケアはうまくいきます。**

本人は、自分の「世界」が事実で、現実だと強く思っています。

だから、僕ら介護者が合わせるわけです。

認知症の人の「世界」は変わりやすい

難しいのは、この「世界」がめまぐるしく変わる場合もあるということ。

僕が夜勤のときに、こんなことがありました。

テラダさんの部屋から、

「あぁぁぁ〜」

と叫び声が聞こえてきます。

何事かと思いましたが、いきなり入室して驚かしてはいけません。

ドアの隙間からそっと居室の様子をうかがいます。すると……。

テラダさんが椅子の背もたれにしがみついています。

「どうしました？」

と尋ねると、一点を見つめたまま、

「あんたも見たか？」

「……何かありました？」

「この子が殺されたんよ」

「…………」

ここでテラダさんの「世界」がわかりました。

殺人に遭遇して、犯人を目撃した世界にいたんです。

「男の子が殺したんよ」

と訴えるテラダさん。

もちろん、男の子も殺人も現実には存在しません。

僕は黙って隣に座りました。

横目で様子をうかがいます。

正直に言いますが、早く寝てほしい……。

〈どうすれば寝るか……〉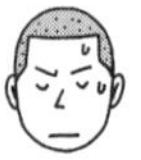

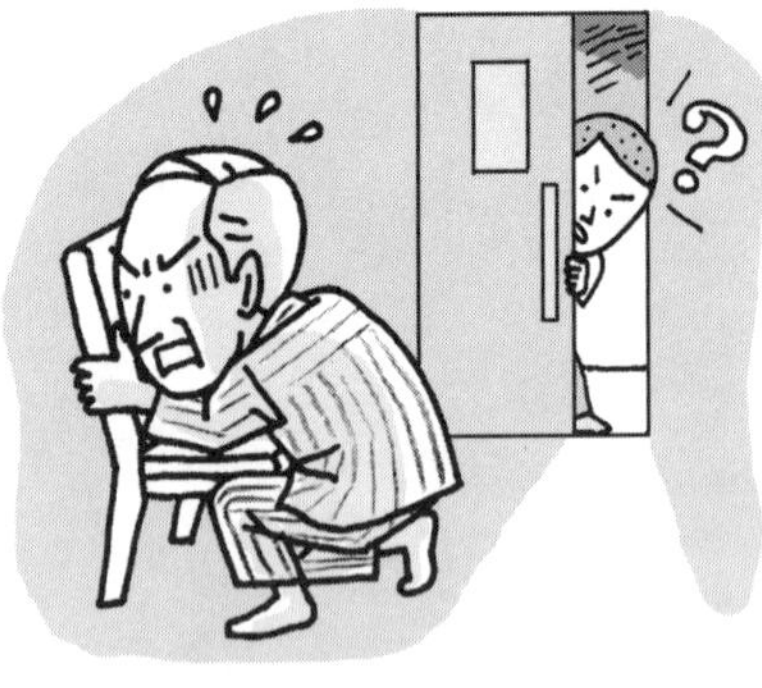

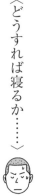

〈興奮を何とかしないと……〉

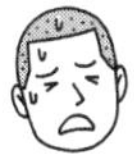

そんな本音が、僕の頭の中を駆け巡ります。

そんなことは露知らぬテラダさん。両手で頭を抱え、苦しそうにつぶやきます。

「死因がわからん……」

「殺人現場にいる」「テラダさんは第一発見者」「死因がわからず悩んでいる」

こんな状況にどう合わせるか。

何と言ったら、テラダさんに安心してもらえるのか——

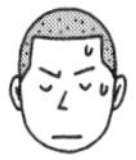

しばらく考えたあと、僕は警察官になろうと思い立ちました。

それらしい口調でこう話しかけます。

「検死班は明日、手配してますから」

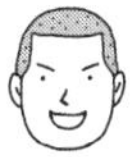

これで安心できるのではないか。

そのまま就寝へ……、というのが目論見でした。

これはこれで、言葉かけとしては正解だったと思います。

……――が、時間を費やしたのが裏目に出ました 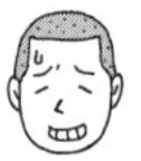

僕があれこれ考えている間に、テラダさんは「事件現場」という世界から「夜に目が覚めている」という現実の世界に戻っていたんです。

そこに気づかないまま「検死班……」と言ってしまったから、さあたいへん。

テラダさんは僕を見て、

「は?」

もっと興奮し、混乱が深まってしまいました。

その後も対応に追われ、仮眠が取れなかった失敗事例です。

「すれ違い⇩対立」を防ぐ3つの方法

テラダさんは、比較的めまぐるしく世界が変わるタイプの人でした。

ここまでたいへんではない方もたくさんいます。

でも、もう伝わったと思いますが、認知症の人の世界に合わせるのは難しい……。

・本人の言葉を手掛かりにする

・「どんな世界にいるのか」を見抜く

・ときには間をおかず対応する

この3つが大切なんですね。

でも、残念ながら、「どんな世界にいるのか」がわからない場合もあります。

認知症のため、言葉がうまく出ないお年寄りだっています。

手探りのなか、介護者はどうお年寄りに接すればいいのか。

その答えもお年寄りから教わりました。僕が学んだのは、

①話の腰を折らない

②お年寄りに同調する

③その人の「ルール」を探る

この3つです。

対立を防ぐ方法❶

話の腰を折らない

これについては「もう知ってる！」という人が多いかもしれませんね。
実際、介護の教科書を見ると、よく、
「お年寄りの話を否定してはいけない」
みたいなことが書いてあります。
でも、僕らは自覚なくお年寄りを「否定」している場合がある。
その点に気づけていない介護者は、けっこう多いように思います。
たとえば、お年寄りが何を言っているのかわからない、ということがありますよね？
すると、こんな会話になったりします。

お年寄り「%#&?.?.&」
介護者「ええと……、何ですか？ それは○○ってこと？」

こういう聞き返し、日常会話では何の問題もありません。
でも、認知症のお年寄りはペースを乱されたと感じます。

つまり、「介護者が話の腰を折った」状態になってしまうんです。
だから、聞き返した時点でイラッとし始めるお年寄りもいます。
そのイライラ感だけが残って、不安定になることさえあるんです。
そうやって、人間関係にヒビが入ってしまう――。
介護者にすれば理不尽な話ですが、どうしましょうか？

僕はこうします。
あるおじいちゃんが、僕に話しかけてきました。
でも、言語不明瞭で、何を言っているかさっぱりわかりません。
僕はまず、会話の言葉数を減らします。そして、
「はぁはぁ」「うんうん」「そうそう」
と、それだけを使って相槌を打ちます。
わからなくても、決して聞き返しません。
ペースを乱さないことだけに集中するんです。
すると、何となく呼吸があってきます。

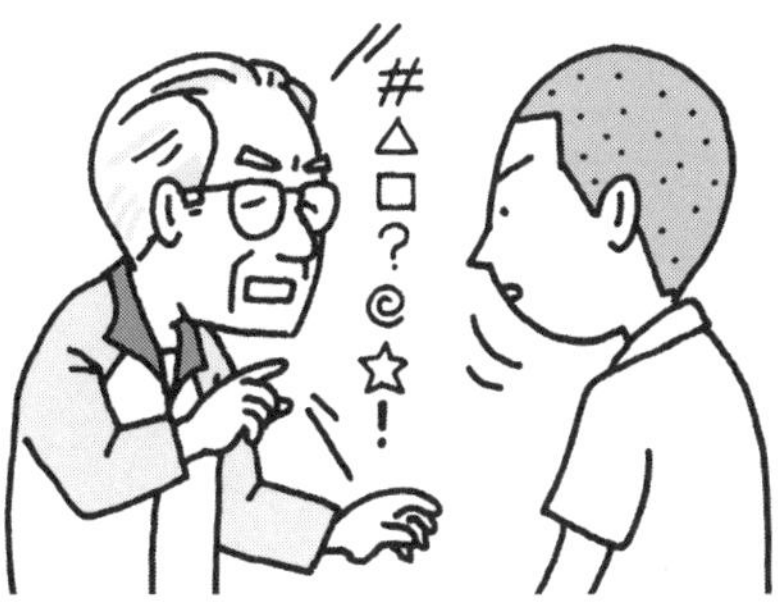

そして相手が話し終わったと感じたら、

「何か僕に、できることありますか？」

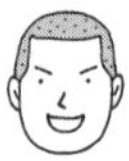

と一言尋ねる。すると、

「ああ、あんたはええ。そのままでええよ」

と、おじいちゃん。そこで、

「じゃあ、何かあったら言ってくださいね」

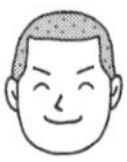

と切り上げました。

「何か僕に……」と言うと、実際に頼みごとをされるケースもあります。

するとようやく、会話の意味がわかったりします。

その際、応えられる要望であれば、普通に応えます。

その場で応じるのが難しいなら、

「○○さんに伝えておきますんで」

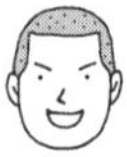

と伝えることもあります。

職員は「上の者に伝えておきますんで」を使います。

お年寄りから話しかけられたのが、その人の家族だった場合はどうでしょう。

そのときは、相手がおばあちゃんなら、

「お父さんに伝えとくね」

と伝えるとか、もしくはお年寄りの息子の名前を挙げて、

「カズヤさんに言っとくよ」

と答えてもいいでしょう。

つまり第三者を立てているわけですね。

この第三者はもちろん、「目の前のお年寄りにとって頼れる人」がいいんです。

対立を防ぐ方法❷ お年寄りに同調する

ある日の深夜、またテラダさんが出口を探していました。

運悪く夜勤だった僕に、「出口はどこや」と尋ねてきます。

その姿を見た瞬間、「出勤モード」に入っているのがわかりました。たまには、

「いやいや、まだ夜中ですし、テラダさんはもう引退したでしょ！」

と事実を告げたくもなりますが、そんなことをすれば怒りを買います。

こんなとき、介護者はとにかく、「敵」と認識されないようにしたいものです。

怒りだす、ということは、介護者が敵とみなされているということ。

それは人間関係に亀裂が入ったということでもあります。

敵に助けを求める人なんて、いませんよね。

その一方、「敵ではない」と認識してもらえれば、

「ここから出せ！」

とテラダさんが大声を出すのだけは防げます。

具体的にはどうするか？　このとき僕は、

「僕も仕事に行かないといけないんで探しているんですよ。一緒に探しましょう」

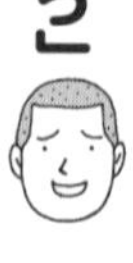

と、同じように「困ってます」アピールをしました。

テラダさんは焦りを感じているようだったので、口調もそれらしく合わせます。

こうやって、「同じ立場の人」を装うこと。

それが、「同調する」ということです。

同調するなら徹底的に

でも、言葉で同調するだけではまだ不十分。

「探している」と言った以上、本当に探さなければ、同じ立場の人にはなれません。

次のようにしました。

テラダさんは認知症のためか、ドアをドアと認識できなくなっています。

ノブがすぐ手元にあるのに、触ろうとしないのです。

彼の世界では、「出口＝引き戸」になっているようでした。

そのことに気づいた僕は、ドア枠や壁に手をかけて、

「――開きませんねえ」


と、まるで戸を引くような格好をして見せました。

するとテラダさんも手をかけて、

「開かんなあ」

こうして二人で、開く場所がないか、試してまわります。

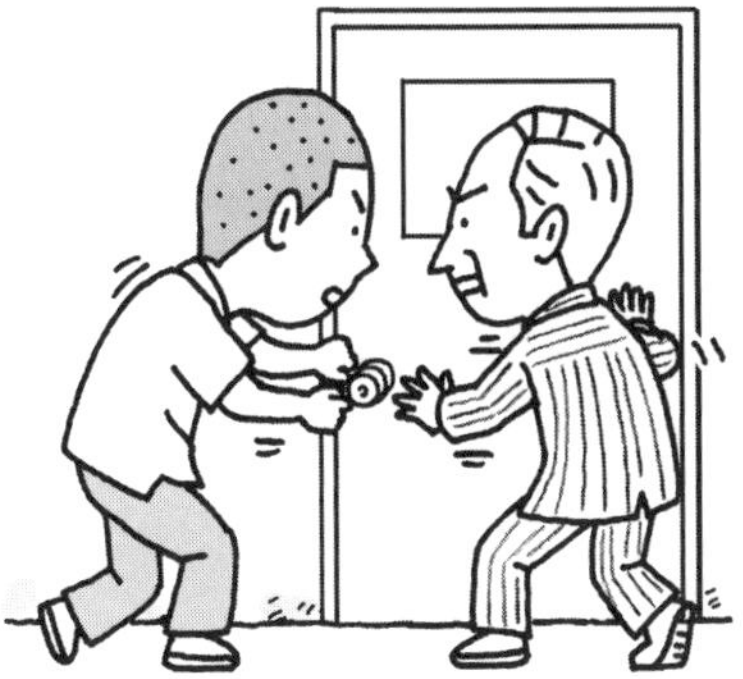

もちろん開きません。戸じゃないんで。

ひとしきり試したら、僕はリビングへ。

ソファに座って、わざとため息——。

「僕、もうあきらめるわ」

もちろん演技です。するとテラダさんも、

「寝て待っとけということかのぉ」

と言いだします。

ここで焦ってはいけません。

「きっとそうですよ！　じゃあこっちの部屋へ！」

なんて誘導すると、話の腰を折ってしまう——。

あくまでも、本人のペースに合わせます。だから僕は、

「よかったらこのベッド、使ってくださいね」

と言いながら部屋まで行って、ベッドを何となく指差しました。

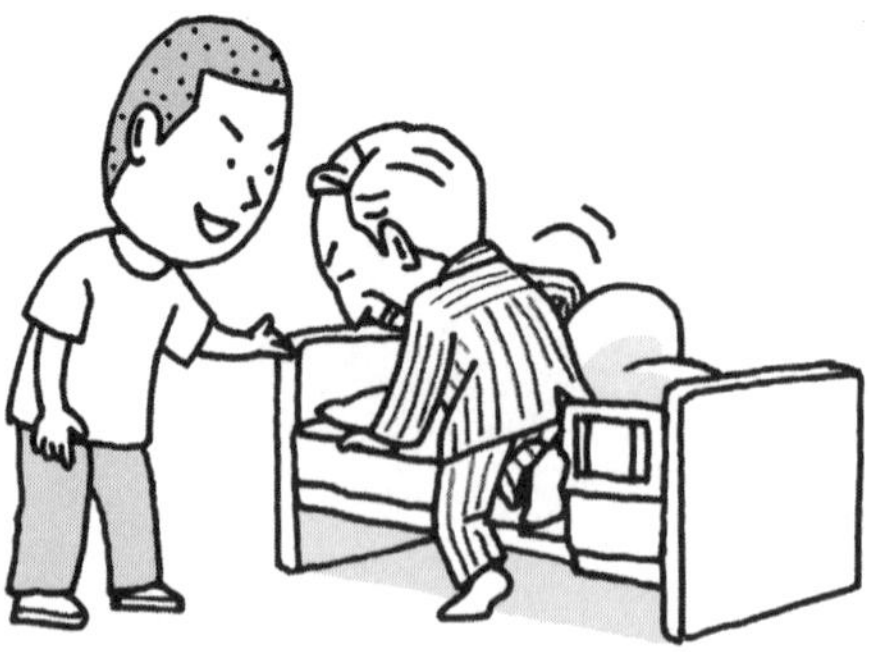

すると、テラダさんはそこに潜り込んで朝まで寝てくださいました。

理不尽すぎる怒りにも有効

「同調」は、認知症の方が深く混乱している場合にも役立ったことがあります。
ヤマモトさん（第1章参照）が、何かにイライラされている日がありました。
つかつかと僕のところにきて、こう怒りだします。
ヤマ「ここは何で2階なんね！」
植　「いや――……、前から2階ですよ……」
ヤマ「何で2階なんね！」
植　「そう言われても……。1階に下りてみますか？」
二人で1階へ下りるとまた激怒。
ヤマ「1階じゃないか!!」
植　「ええ、1階ですが――……。2階もありますよ」
そして再び2階へ。すると、
ヤマ「2階建てじゃないか！！！」

――理不尽すぎる……

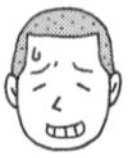

いちばん困ったのは、ヤマモトさんがどんな世界にいるのかつかめないことです。
だから、何に怒っているのかさっぱりわかりません。
そこで僕は、自分も初めて2階だと気づいたふうを装って、こう言ってみました。

「本当だ！　2階建てですね。おかしいねぇ。業者に『何で2階建てなんか！』って言っとくね。おかしいもんねぇ」

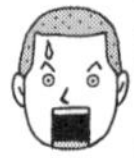

するとヤマモトさん、
「言っとけ！」
と、吐き捨てて居室へ戻っていきました。

その後もヤマモトさんは、解決のしようがないことで怒ることがありました。
ですが、そのたびに、

・僕は〝業者〟を第三者に立てる（施設長なので、上長はいないため）

・職員は〝上の者〟を第三者に立てる

こう同調することで、切り抜けられることがありました。

怒りを消すことはできていません。が、少なくとも関係は壊れていない。

そして、比較的穏やかにその場をおさめることもできるわけです。

対立を防ぐ方法❸ その人の「ルール」を探る

認知症の人には、その人特有の「ルール」があります。

たとえば、グループホームには18人のお年寄りが住んでいます。

このお年寄りが買い物に出るとしましょう。

するとそこには、18通りの「ルール」が生まれるはずです。

たとえば価格の判断。

5000円の品物を見て「高い」と思うか「安い」と思うかは、人によります。

当然、買い方も人によって変わります。

・「いい!」と思った瞬間に衝動買いする人

・手を伸ばす前に少し考えてみる人
・誰かに「どう思う?」と意見を聞いて参考にする人

そう、ここでいう「ルール」とは、その人の世界観、価値観、考え方、習慣、好み……などをすべてひっくるめたパターンと言い換えてもいいでしょう。

「みのり」にはチエさん(80歳)という方がいました。
正直に書きますが、気難しいおばあちゃんです……

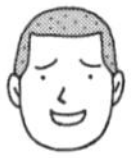

そばに寄るだけで機嫌を損ねて怒りだす。
おかげで、必要な介助ができません。では、どうするか。
この方を例に、「ルール」の見つけ方を説明します。

新たな対応策の見つけ方 ―チエさんの怒り―

僕はある日、わざとチエさんに怒られてみることにしました。
チエさんの機嫌が悪いときに、わざと横に座ったんです。

すると、予想どおり僕に対して怒り始めました。

相槌を打ちながら耳を傾けました。

すると、話の内容から、
・正義感が強いらしい
・子どもと動物は好きらしい
というチエさんの性格がつかめてきます。

同時に、コミュニケーションをとるなかで、
・この状況で何をすれば気分が変わるのか
・いつごろ、気分を変えるタイミングがくるのか
についても探りました。

やがてチエさんが、こう言って僕を罵りました。

「この、苦労を知らんお坊ちゃん育ちが！」

こう言われたところで試しに、僕は自分の生い立ちを語りました。

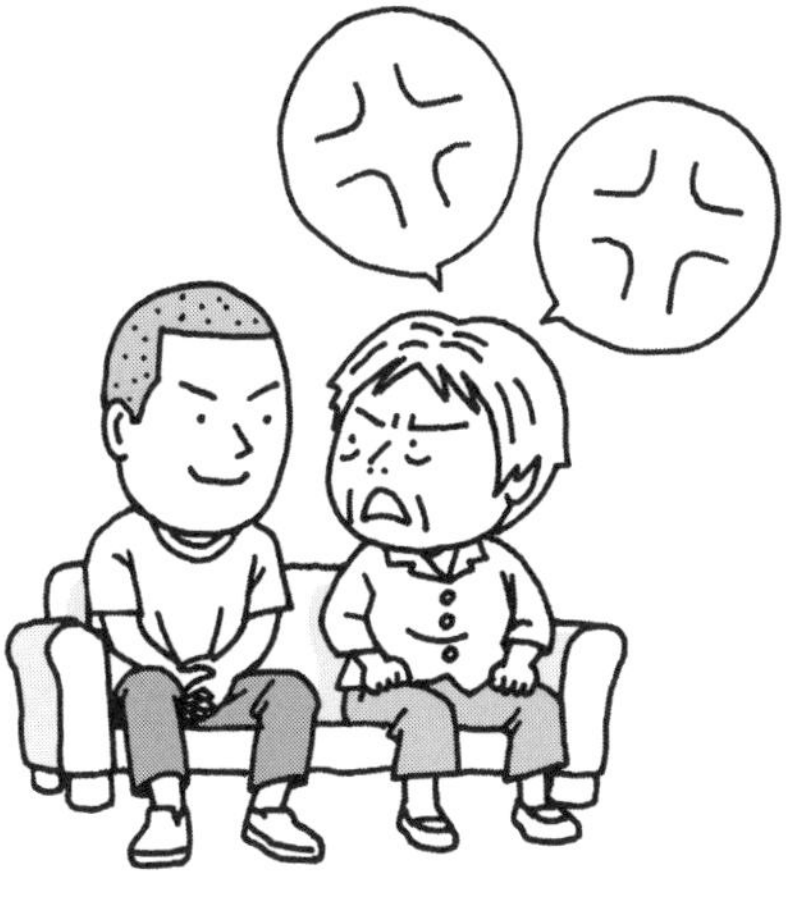

子どものころ、父を病気で亡くしたこと。
母に苦労をかけたこと。
家が貧乏で、介護の仕事に就くまでにいろいろあったこと。
女手ひとつで育ててくれた母に感謝していること……。
詳しいことは省きますが、全部事実です。
そんな話をしていくとチエさんは、
「あら、そうだったの……」
僕に同情し始め、態度がだんだん変化していきました。
怒りだした時点から、20分も経過したころ——。
チエさんはすっかり機嫌が直って、普通の世間話ができるようになりました。

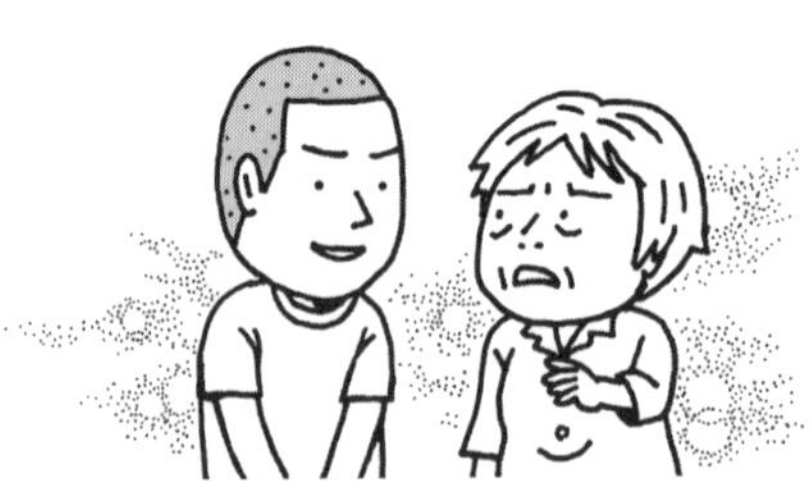

ここから、「ルール」がハッキリみえてきました。
チエさんの場合、
「20分だけ我慢して、自分が誰かに感謝している話をすれば、機嫌がよくなるかも」
ということがわかったんです。

こうした発見は重要です。
周囲と共有することで、職員や家族が、チエさんに接しやすくなるからです。
具体的な「方法らしきもの」があるだけで、気持ちに余裕ができますからね！
かつ、「20分」という目安があれば、先の展開を「想定」できるようになります。
こういうふうに、介護における「想定内」の領域を広げていくことで、

認知症になっても一緒に過ごせる

そんな環境が整っていくと思うんです。

ちなみに、チエさんのケースでは僕の上をいく職員がいました。実はチエさんには、
「チエさんの心の中に感謝の気持ちがあるときは、介助させてくれる」
というルールもありました。
きっかけは知りませんが、それを見抜いた職員がいたんです。
あるとき僕にこんな対応を教えてくれました。
チエさんに何か介助が必要なとき、普通に近づくと激怒させてしまいます。
が、その職員は、次のページのようにすれば叱られないと気づきました。

①床の汚れを取るふりをする（あくまで「ふり」）

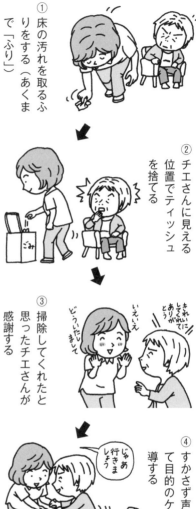

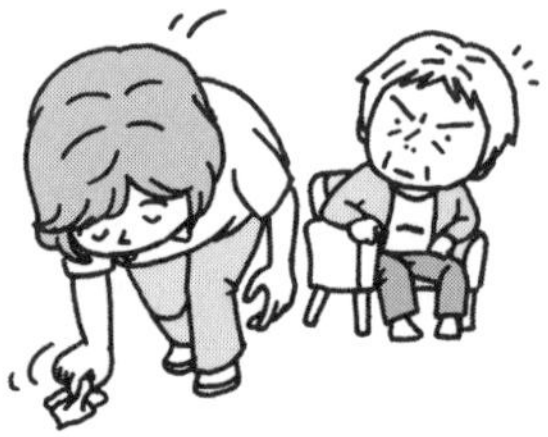

②チエさんに見える位置でティッシュを捨てる

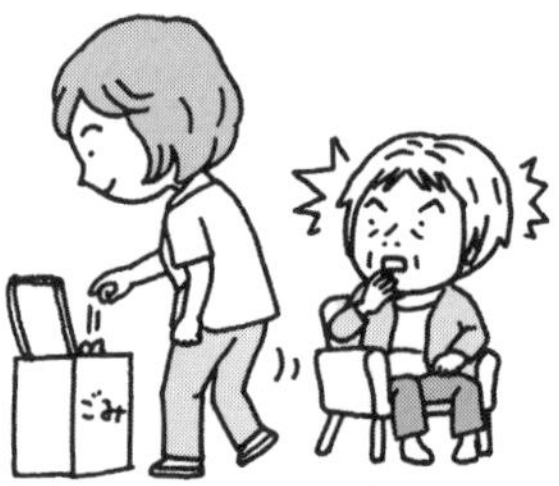

③掃除してくれたと思ったチエさんが感謝する

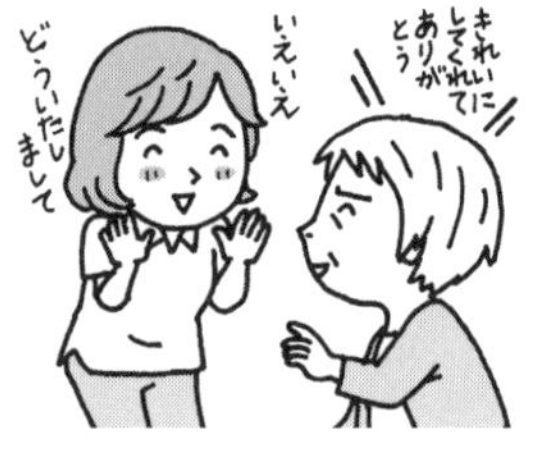
きれいにしてくれてありがとう
いえいえ
どういたしまして

④すかさず声かけして目的のケアに誘導する

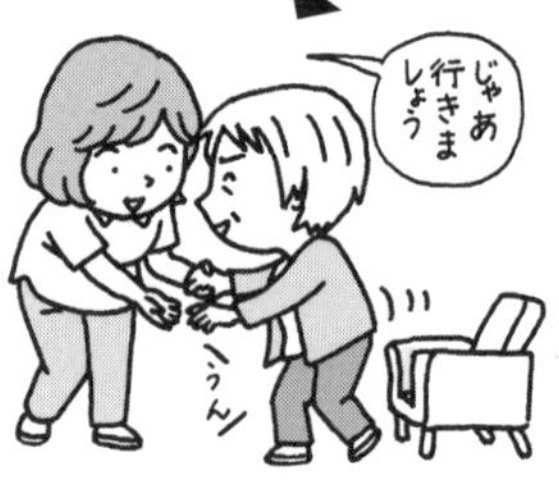
じゃあ行きましょう
うん

チエさんの心が「感謝の気持ち」になっているときは、介護者を肯定的に見てくれる。その瞬間をうまくつかまえるわけです。なかなかスゴイ方法ですよね！

というわけで、一度、徹底的に合わせてみることで、わかることがたくさんあるんです。

「世界」を壊してしまう方法もあり

ちなみに、「認知症の人の世界に合わせる」の真逆、つまり、

合わせないで世界を壊す

のも関係づくりにつながることがあるようです。

再び、若年性認知症のヤマモトさんとのエピソード。

あるとき、ヤマモトさんが職員のあとについてスタッフルームまで来ました。

スタッフルームで僕らが入居者と談話することもあります。

だから、普段カギはかけてないし、お年寄りが入室するのもめずらしくありません。

しかし、このときの職員はしくじりました。

まず自分だけが入り、なぜだかすぐにカギをかけたんです。

おかげでヤマモトさんは入室できません。

あわててカギを開けましたが、時すでに遅し――。

ヤマモトさんは、「職員に続いてスタッフルームに入る」という流れのなかにいました。

ところが、それが急に遮断されたんです。

しかも、「ドアが開かない」という事態まで起こったわけです。

これが混乱のもとになりました。

ヤマモトさんの機嫌がみるみる悪くなり、お説教が始まります。
僕と、別のベテラン職員が対応しますが、おさまりません。
ヤマモトさんの世界がつかめず、話も噛みあいません。
相槌を打ちながら、僕は困り果てていました。
そのうちヤマモトさんから僕に、
「あんたぁ、帰りんさいや」（あんたは帰りなさい）
と指示が出ます。
言われたとおり、僕はその場を離れ、陰から見守ることにしました。
これ以上いると、それだけで本人のイライラが募るように感じたからです。

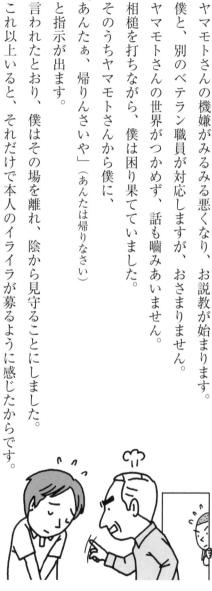

僕が離れたあと、残された職員は1時間も説教されていました。
もちろん、そのままというわけにはいきません。
僕は物陰から合図を送り、説教されている職員と連携――。
空き部屋までヤマモトさんを誘導してもらいました。
しかし、部屋に入ってからもまだ、お説教が続いています。

ここで僕は、話を合わせるのではなく、

ヤマモトさんのなかにある「今の世界」を壊す

という一点に集中することに決めました。

世界を壊すには、ヤマモトさんが現実を一瞬で忘れるようなインパクトが必要です。

どうするか。

ふと、事務所にサングラスがあることを思い出しました。

グループホームの行事でよく使っている変装グッズです。

もしかしたら、これが役に立つかも――。

こっそり1階へ下りて、よく使っているサングラスを手に取りました。

ひとつは、往年のテレビドラマ「西部警察」で、渡哲也演じる大門刑事がかけていたような、いかついやつ。

もうひとつは、マラソンランナーがよく使うスポーティなサングラス。

この2つを手に、ヤマモトさんと職員がいる部屋にこっそり戻ります。

中の様子をうかがうと、職員はまだ、

「そうよね～。うんうん……」

と、ヤマモトさんのお説教を聞いていました。

ここで僕は、大門サングラスをかけました。

そして、額のところにはスポーティなサングラスを装着。

はたから見るとバカ以外の何物でもありません。

この格好のままパッと部屋に入り、低い声でハッキリと、

「ご相談、うかがいましょうか？」

とヤマモトさんに話しかけました。

ヤマモトさんが振り向く。

視線の先には、大門サングラスをかけ、まじめな顔した僕が仁王立ち——。

僕の顔を見たヤマモトさんは「フッ」と吹きだしました。

「何かお悩みですか？」

そう言いながら、僕はドカッと隣に座り、

「おひとつどうぞ」

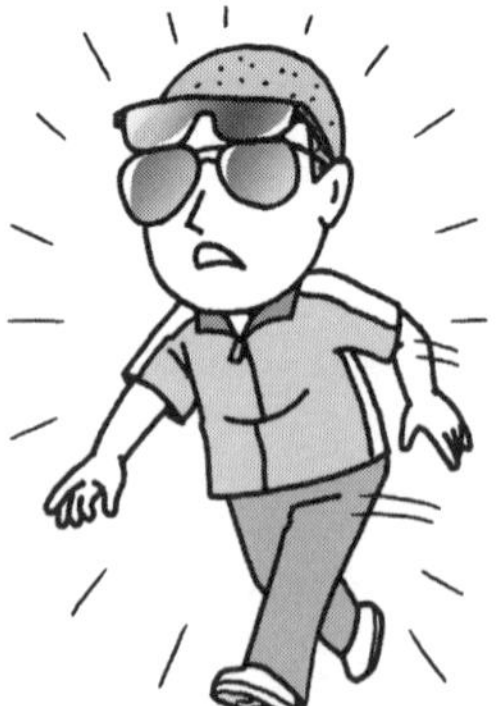

と、スポーティなサングラスをヤマモトさんに渡しました。

するとヤマモトさん、少し間をおいて〝スチャッ〟とサングラスをかけたんです。

瞬間、3人で爆笑！

「ヤマモトさん、似合うじゃーん」

僕と二人で記念撮影までしました。

こうしてヤマモトさんの機嫌が少し直り、職員が解放されました。


僕の行動は一見、つまらないイタズラに見えるでしょう。

また、ヤマモトさんへの声のかけ方も、教科書的にはNGです。

相手に見える位置から・ゆっくり声かけするのが正しいといわれていますから。

でも、それでいいんです。

一連の行動の目的は、衝撃（笑撃？）をヤマモトさんに見舞うことにありました。

気分をガラッと変えることで、一緒に世界まで変わればいいと考えてやったことですが、
幸いにもうまくいったのでした。

幻覚・幻視には「場面を変える」が有効

ここでついでに、「世界を壊す」に似た方法を紹介しておきます。

認知症のお年寄りのなかには、幻覚・幻視が出る人もいますよね。

とりわけ幻視は、レビー小体型認知症によくみられる症状とされています。

僕の知っているあるおじいちゃんが、そのタイプでした。

ある日、呼ばれたので行ってみると、壁を指差して、

「ほれ、そこに虫がおる」

とおびえて訴えます。

こんなとき、よくあるのが、

「いやー、すみません。今退治しますんで！」

と言って、丸めた新聞紙で介護者が壁を叩いたり、ティッシュで押さえて虫をつぶす真似をする、という対応です。

これは「世界に合わせる」という意味では正解です。

ところが、幻視の虫は、お年寄りにはものすごーくリアルに見えているものなんです。

リアルだから、動きます。だからお年寄りから、

「そこじゃない！」

「そっちにいった！」

と言われてしまうことも――。

下手をすると際限なく（いもしない）虫を追いかけることになりかねません。

そんな落とし穴にはまらない方法が**「場面を変える」**です

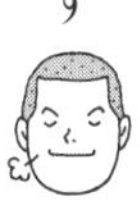

たとえば、廊下で幻視の虫を見ているお年寄りがいたとしましょう。

僕だったら、

「ほんとだ、気持ち悪っ！　逃げよ逃げよ！」

と同調して、**お年寄りと一緒にその場から離れます。**

そのあともお年寄りが「虫」を気にしていたら、

「僕が虫をやっつけてくるから！」

と伝えて、僕だけ「虫」が見えていた場所に戻ります。そして、

「さっきの虫、やっつけてきましたよ」

と戻って声をかけると、安心してくださいます。

ただ、必ずこの対応をせねばならない、
というわけではありません。

なかには幻覚・幻視を自覚している人もいて、
高齢者「虫がおるぞ」

介護者「いませんよ」

高齢者「ああ、わしだけ見えとるんか」

で終わることもあります。

対応は常に「その人」のルールに合わせるのが大切です。

介護者の都合を押し付けない。

ちょっとした対応の悪さが「すれ違い」を生み、人間関係を損なうこともあるからです。

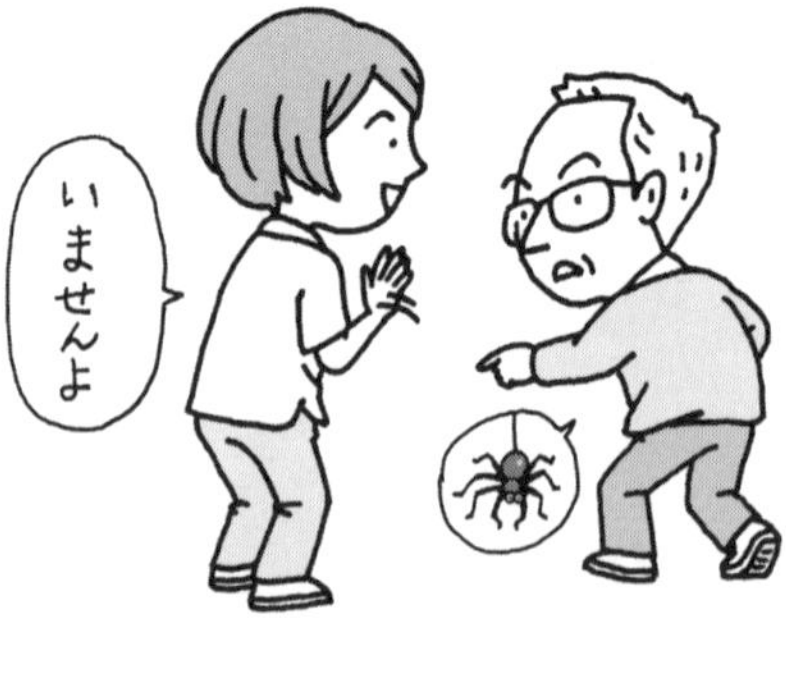

第4章

お年寄りに
納得してもらえる
「約束」のケア

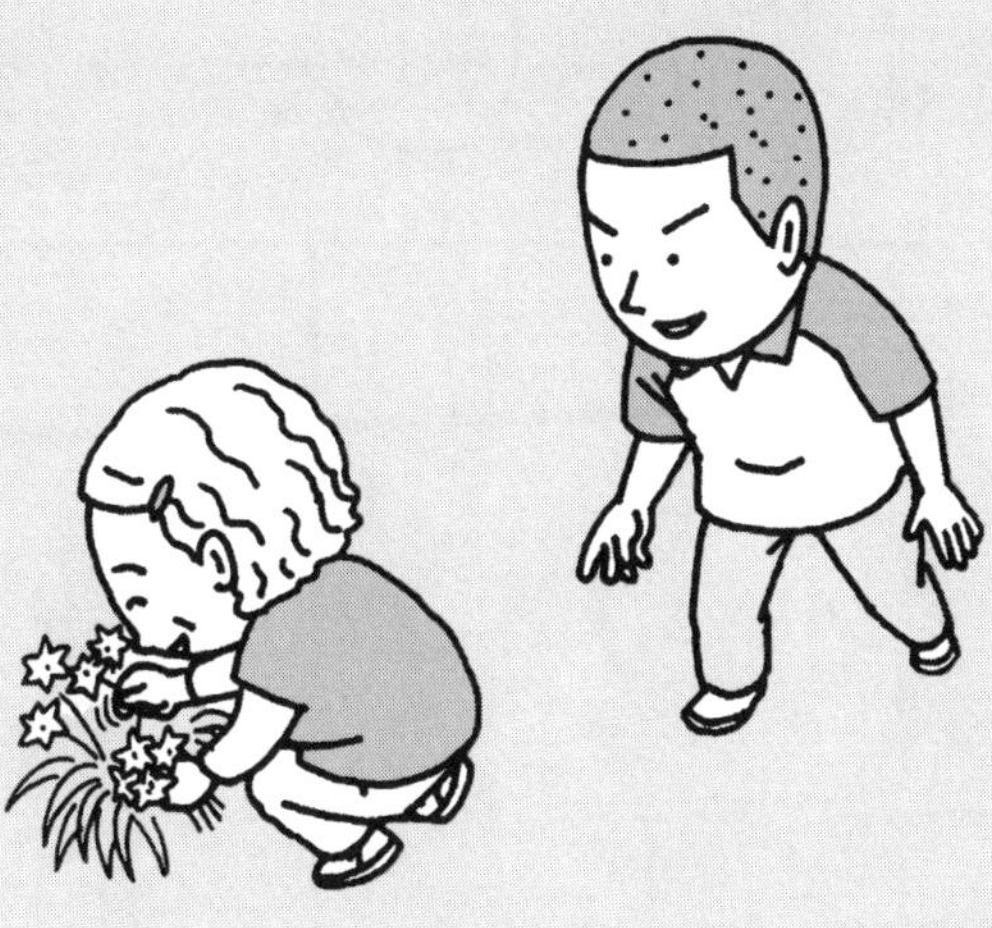

アユ大漁の予感！？

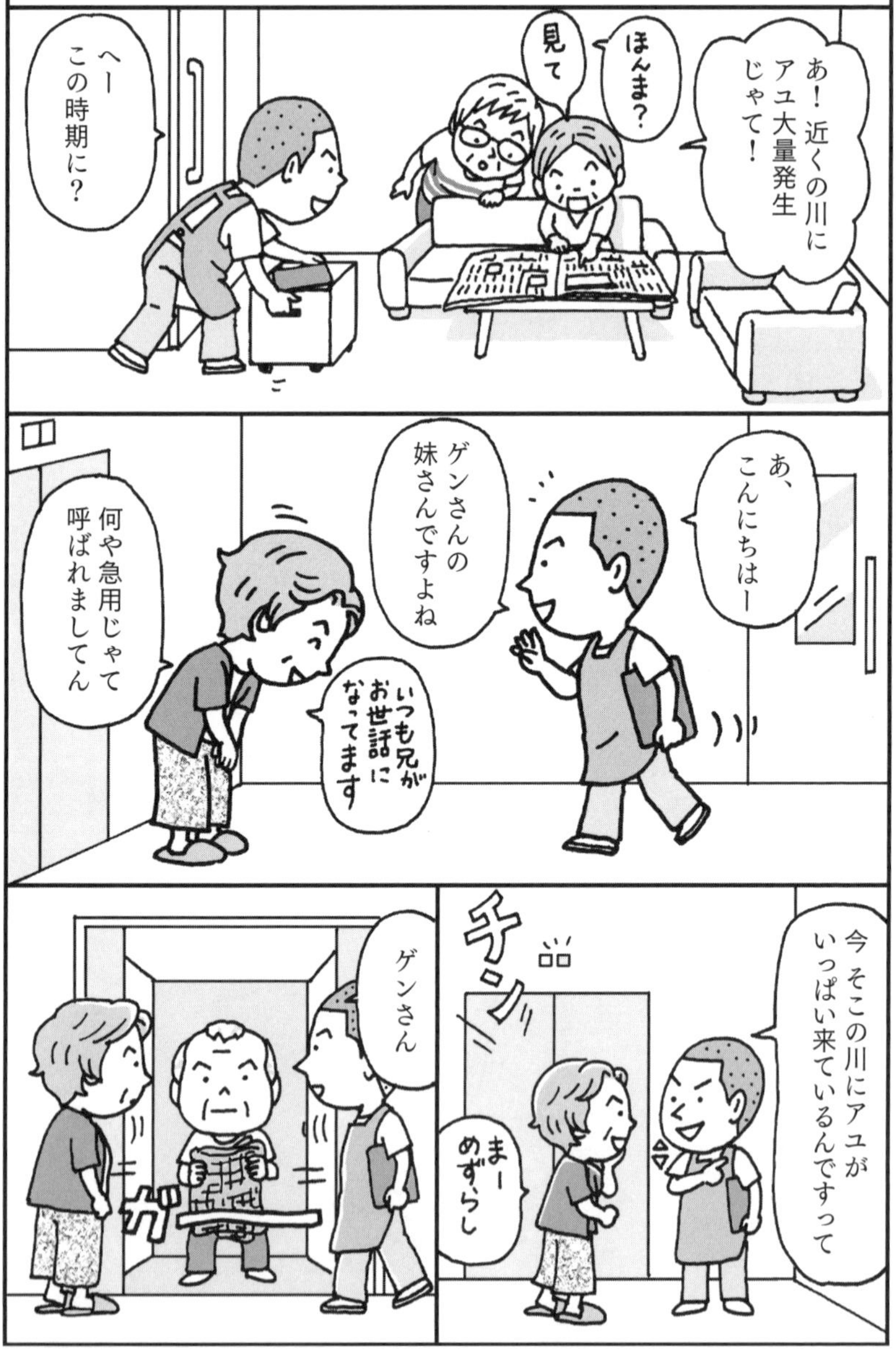

あ！近くの川にアユ大量発生じゃて！
ほんま？
見て
へー この時期に？
あ、こんにちはー
ゲンさんの妹さんですよね
いつも兄がお世話になってます
何や急用じゃて呼ばれましてん
チーン
今そこの川にアユがいっぱい来ているんですって
まーめずらし
ゲンさん
ガ

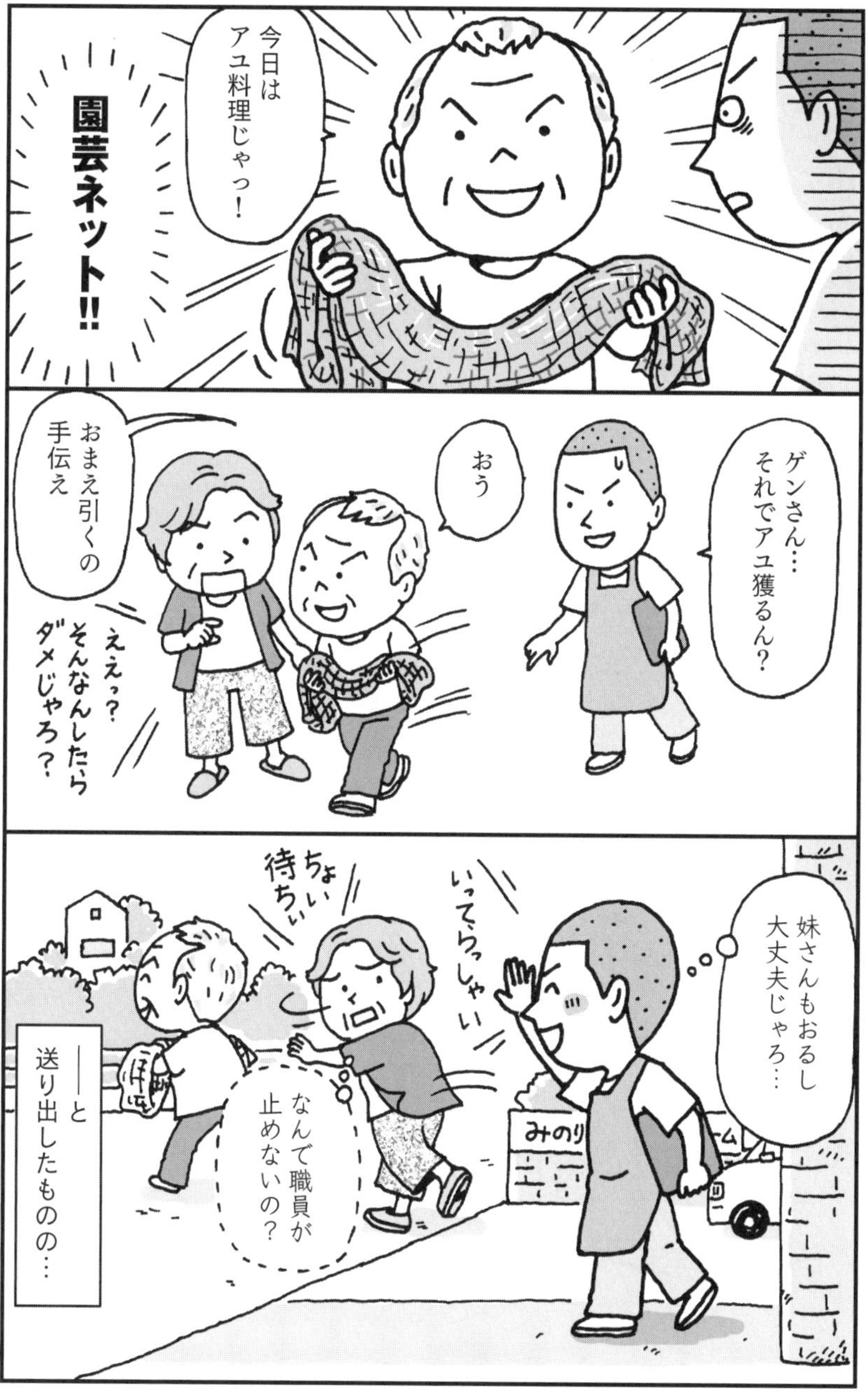
今日は
アユ料理じゃっ!
園芸ネット!!
ゲンさん…
それでアユ獲るん?
おう
おまえ引くの
手伝え
ええっ?
そんなんしたら
ダメじゃろ?
妹さんもおるし
大丈夫じゃろ…
いってらっしゃい
ちょい
待ちぃ
なんで職員が
止めないの?
──と
送り出したものの…

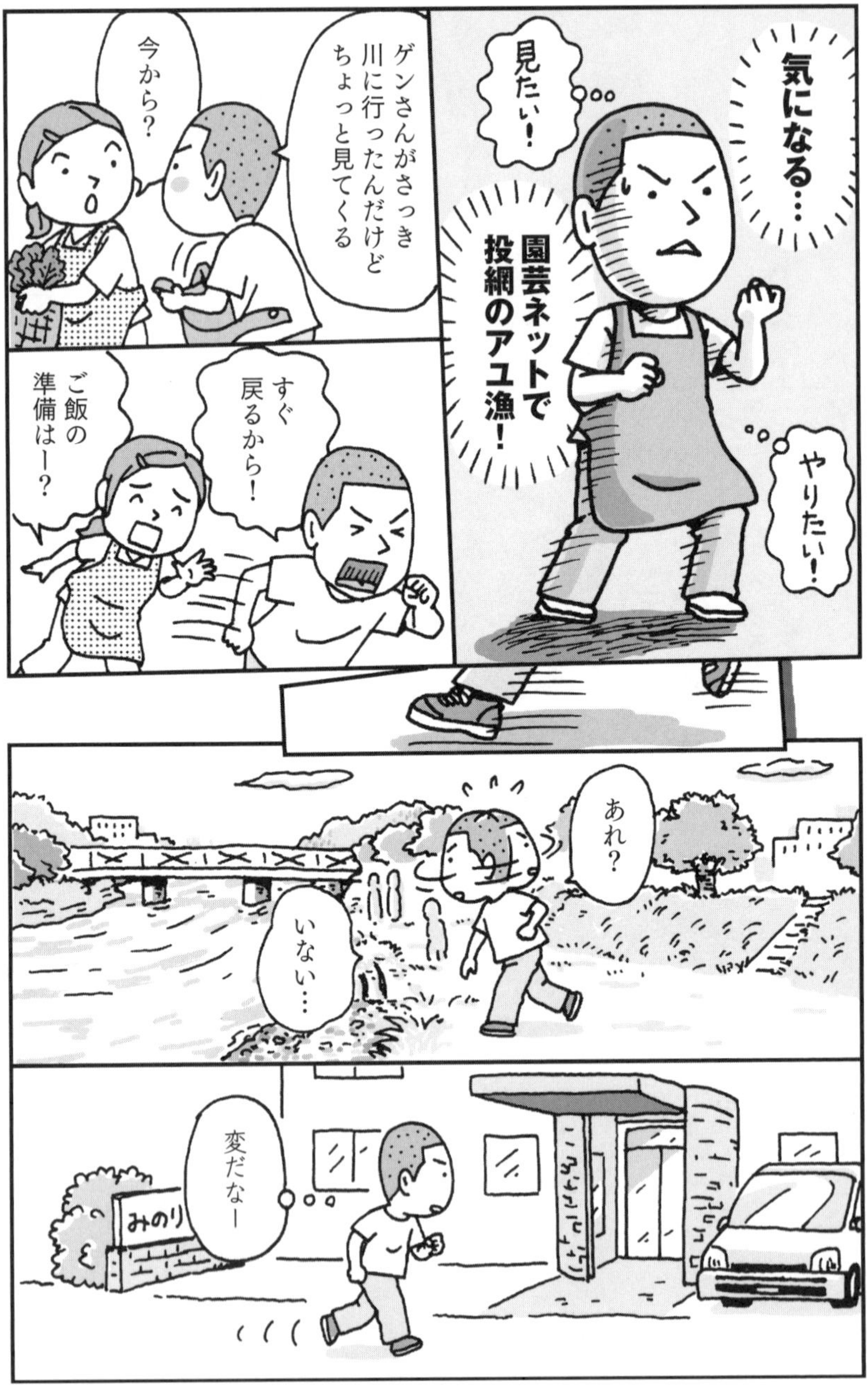
気になる…
見たい！
園芸ネットで投網のアユ漁！
やりたい！
ゲンさんがさっき川に行ったんだけどちょっと見てくる
今から？
すぐ戻るから！
ご飯の準備はー？
あれ？
いない…
変だなー
みのり

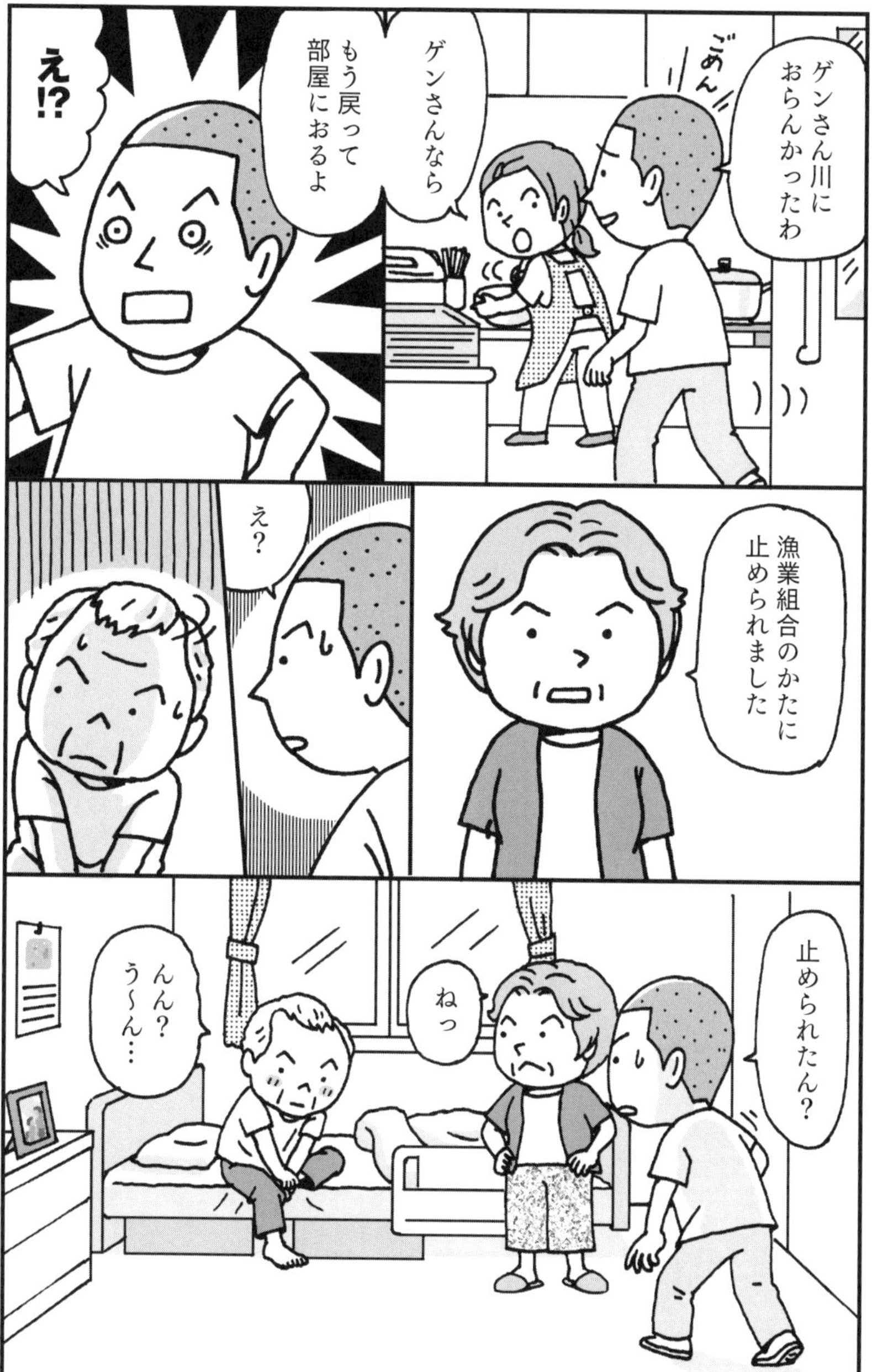
ゲンさん川におらんかったわ
ごめん
ゲンさんならもう戻って部屋におるよ
え!?
漁業組合のかたに止められました
え？
止められたん？
ねっ
んん？う～ん…

介護者が一人で抱え込む必要はない！　周囲も案外助けてくれるんですね。

この本の冒頭に書いたとおり、認知症の症状にはさまざまなものがあります。
すべての症状について解決法を提案すると、とてもページが足りません。
ここでは、よくある事例に限ってさまざまなアプローチを紹介します。

食べたのに「ご飯まだ?」と言う人への対応

次のような経験をしたこと、ありませんか?
認知症のおばあちゃん。
ついさっきお昼ご飯を食べたばかり。
ところがそれを忘れてしまったようで、
「ご飯まだ?　お腹すいたんだけど」
と催促してきました。
こんなとき、人はつい、間違いを正したくなります。
ある家族は、「食べたでしょ!」と言ってしまうので、毎回ケンカになっていました。
別の家族は、本人が食べた空の食器をわざと残しておいて、

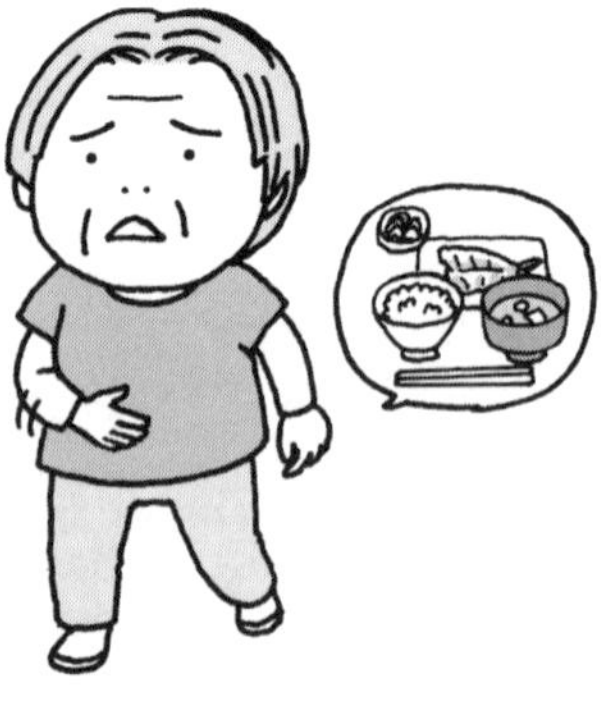

「ほら、食べたじゃない！」
と突きつけていました。やっぱり、ケンカになります。
どちらも、そうしたくなる気持ちはよくわかります。
ですが、それは「説得」にほかなりません。
説得は、お年寄りにとっては「都合を押し付けられているだけ」。
その人の「世界」にあわせて「納得」してもらわないと、人間関係が悪化します。
こういう場合の対応のしかたには、次のようなものが挙げられます。

「ご飯まだ？」への対応❶ 準備中と伝える

ま、平たく言うとウソですね。
でも、「ご飯を待っている」というお年寄りの世界にあわせることはできます。
そういう意味では、この対応も、あり得る発想のひとつ。
僕自身、ウソを言ってその場をおさめたことがありますし
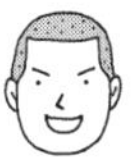
だから否定はしません。

ですが、ウソはあくまで「その場しのぎ」です。

「あしらい方」「かわし方」にしかならないと思ってください。

また、ウソには罪悪感がつきまとい、結局は介護者の負担になります。

だから、（とくに介護職は）自戒して使う必要があると思います。


ちなみにウソを言うだけでは面白くないので、僕は、「まだ？」と聞かれたら、

「今、とんでもなくスゴイ料理、作っとるけんね」

「仕入れに時間がかかったけん、すんませんねぇ」

みたいな冗談で気分を変えます。

それでもお年寄りが、

「ええ加減なこと言って……」

とおさまらないときは、

「バレました？　すんませんね！」

と、笑顔でほかの方法に切り替えています。

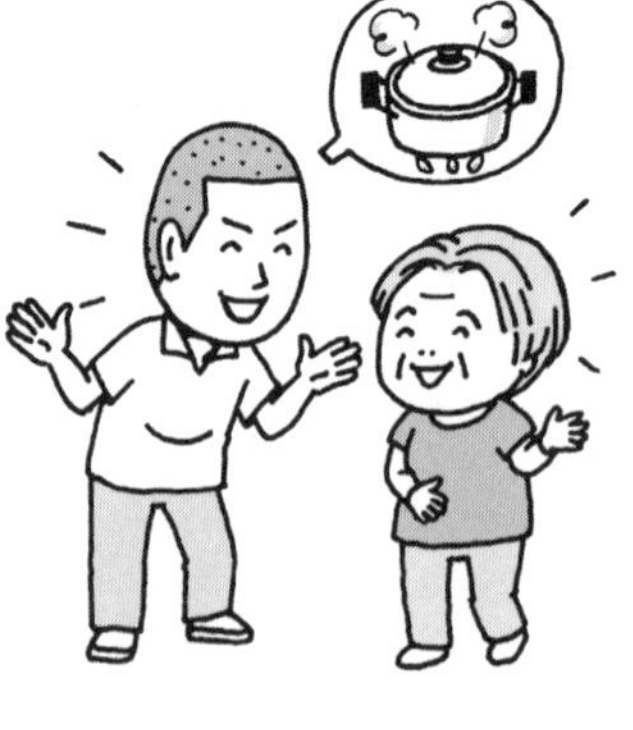

「ご飯まだ?」への対応❷

本当にご飯を出す

「本当にご飯を出す」と書くと、「え!?」と思う人がいるかもしれません。

でも、「空腹だ」というはっきりした要望が、本人から出ているわけです。

その要望にシンプルに応えてもいいのではないか。

「ご飯が終わったら、追加で出してはいけない」という法律はありません

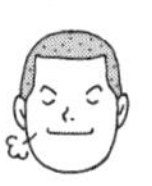

言い方が変なだけで、本人は本当にお腹がすいているかもしれません。
「食べすぎるとまずいのでは?」という意見もあるでしょう。
その点は、心配無用です。

僕は「まだ?」と聞いてきたお年寄りに、残っていたご飯を出したことがあります。

すると、確かに口はつけましたが、やがて、

「なんだか今日は食べれんねぇ……」

と言って、そのまま残していました。

ぺろりと食べた人もいましたが、せいぜいおかわり2杯まで。

3杯目までいった人は見たことがありません。

普通に満腹になれば、それで終わるんです。

何でもかんでも〝問題行動〟にする必要はないのかもしれませんね！

「ご飯まだ？」への対応❸ 代替物を提供する

しかし、いつでもご飯が残っているとは限らない。

あるいは、お昼ご飯が終わり、後片付けも済んでさあ一休み……というときに、

「ご飯まだ？」

と言われたらガクッときますよね。

もしくは深夜。みんな寝静まっているのに、認知症のお年寄りが、

「ご飯まだ？」

――想像したくもない状況です

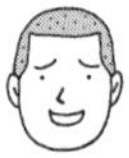

こういう場合に備えて、施設でも家庭でも、あらかじめちょっとした饅頭とかお菓子とかを用意しておきましょう。たとえば饅頭があったら、

「すぐに用意できるものだったら、こんなのがあるけど、食べます？」

と提供することで納得してもらえたりします。

「ご飯まだ？」への対応❹ 同調してみる

ですが、最悪こんなことも考えられます。

・ご飯や、ご飯代わりに出せるものが何もない
・「ご飯まだ？」と言っている人に持病があり、食べてもらいたくない

糖尿病など、食事制限が必要な疾患を抱えた人もいます。

あるいは、どうしても待てないお年寄りもいたりします。

「いつまで待たす！」

とブチ切れられたこと、ありませんか？

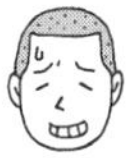

僕はあります。こういうときは、

「○○さんもご飯待ってるんですか？　実は、僕もなんですよ」

と同調することにしています。

「僕もお腹すいて今待ってるんですよ」

「ここの人は親切だから待っとけば大丈夫ですよ」

「なかなか食べ物出てこんねぇ」

など、その人の感情に近い雰囲気の言葉を探すんです。

そんな話をしているうちに、おさまりがつきます。

それでもだめなら、

「『まだ？』って言いにいってくるわ！」

と介護者がその場を離れましょう。

本人だけにすると、考えがよそへ移って自然と解決することがあります。

この場合のポイントは、とにかく介護者が「解決する人」にならないこと。

そして「一緒に困っている人」になるのが大切なんです。

「こうしましょう」と説得はせず、あくまでお年寄りの流れに合わせます。

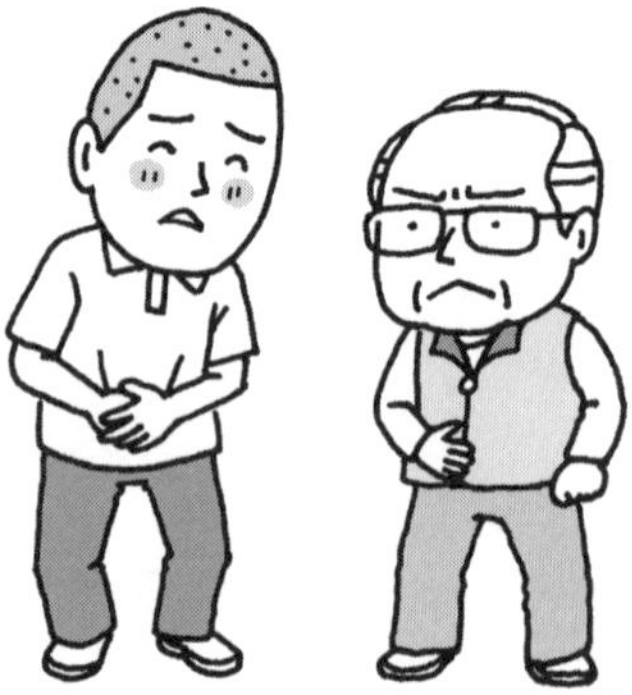

「帰ります」と出ていく人への接し方

お年寄りが出ていく、という問題へ移りましょう。

自分の住まいにいるのに、「帰る」と言って出ようとする認知症のお年寄りがいます。

実は、この要望への対応は、その後の人間関係に大きく影響してくると僕は感じています。

どう対応するかで、信用してもらえたり、信用してもらえなかったりする――。

しくじると「敵だ」と認識されてしまう――。

だから注意が必要です。

第1章のタケダさんのように、長時間ついて歩ければいいですよね。

本人の要望に沿うことで、気持ちを解消してもらうこともできる。

でも、介護現場では、そうはいかないことのほうが多い――。

どうしたらいいでしょうか。

「帰ります」への対応❶

言葉でひきとめる

まずは声かけで解決する方法が挙げられます。
たとえば、「帰ります」と言われたときに職員が、
「ご飯食べてからでもいいんじゃない？」
と呼びかける。そして、
お年寄りが「そうね」と納得する⇩やがて「帰る」と言っていたことを忘れる
というふうに解決できるなら、それでもいいと思います。
ただ、かける言葉には気をつけないといけません。
「もう遅いから泊まっていったら？」
というような声かけをする人もいますが、これは逆効果。
本人は「遅いから」帰るんです。
また、こんな会話になることもあります。
高齢者「帰る」

介護職「明日でもいいんじゃない？」
高齢者「あんたは、いつもそう言うね」
こうやって反発を買うと、人間関係にヒビが入ってしまうので要注意です。

「帰ります」への対応❷
「頼りにしている人」に登場してもらう

家でも施設でもそうだと思いますが、日常生活のなかでは、
「どうしても外へは出られない場面」
があります。
そんなときに無理やり外出しようとするお年寄りには、どう接すればいいでしょうか。
もし、お年寄りの「頼りにしている人」がわかっているなら、こんな手段があります。
たとえばあるおじいさんは、長男の「ヤスオさん」を頼りにしていました。
だから、そのおじいさんが出ていこうとするとき、僕はこう声をかけました。

「え？　ヤスオさん、今日って言ってました？」

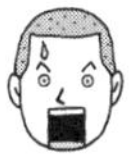

すると、おじいさんの足が止まります。僕が続けます。

「僕、聞いてないんですけどねぇ。ヤスオさんに確認します？」

「ああ、そうしてくれるか？」

「じゃあ、ちょっと聞いてきますね！」

そう言って、おじいさんにはちょっと待っていてもらう。

その隙に、本当にヤスオさんに電話するんです。

「ヤスオさん、近々来られませんか？」

「何かあった？」

「いえ、ないですけど、会いたがっているようなので」

「ああ、明日なら行けるわ」

「じゃあ、それをお父さんにお伝えしてもいいですか？」

本人に伝えていいかまで確認したところで電話を切り、おじいさんのところに戻ります。

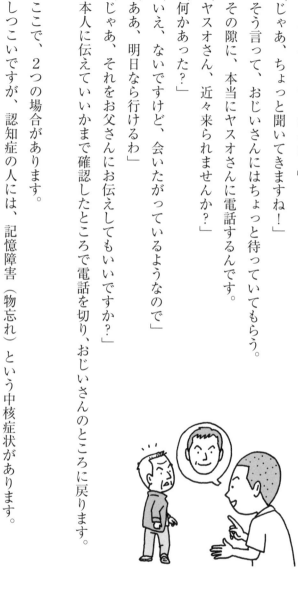

ここで、2つの場合があります。
しつこいですが、認知症の人には、記憶障害（物忘れ）という中核症状があります。

僕が電話している間に、帰ろうとしていたこと自体を忘れるかもしれません。

もしそうなら、介護者がそれ以上何かする必要はありません。

何事もなければＯＫなわけです。

一方で、「どうやった？」などと、電話の結果を聞かれる場合もあります。

この、出ていこうとしたおじいさんの場合はそうでした。

僕は、

「ヤスオさんに電話しましたけど、明日来られるそうですよ」

と伝えます。

「今日ではない」とは言わず、肯定的に、電話の内容どおりに伝えます。

するとおじいさん、

「ほうか……。じゃあ、待っとこうか」

と言うので、

「そうですね。今日はここに泊まって、明日を待ちませんか？」

「そうじゃのう」

と、次の約束をして終わることができました。

〈どうしても無理みたいだから、ちょっと我慢して明日にしよう〉と納得してもらえば、折りあえることもあるわけです。

ここで大切なのは約束です。

約束して、それを守る。そのときそのときを大事にする。認知症の人は、僕らの対応を忘れてしまうかもしれません。でも、頭の片隅にはきっと、何かが残るはず。それが積み重なって、人間関係ができていく。その、できていく過程こそが大事だと思うんです。

「帰ります」への対応❸ タイミングをみてさりげなくガイド

ただ、僕は①や②のような方法で「ひきとめる」のは最終手段だと思っています。「みのり」では、外に出たいお年寄りとは、むしろ外出するようにしています。

でも、「できるだけ早く戻りたい」という場面が、日常生活のなかでは必ずある。

そんなときは、

「外に出ても早く戻る」

という方針に切り替えています。

外出はまず、準備が大事です。
僕は、お年寄りの様子を見て、
〈この外出は止められんな……〉
と直感したら、
「忘れ物してない？」
と、お年寄りに疑問を投げかけます。
こうすると、お年寄りを一瞬だけ足止めできる。
すると、外に出るための用意をしたり、付き添う人を決める時間が稼げるわけです。
そのあとは実際に見守りながら歩きますが、認知症の人が、
・**「歩いている目的」を忘れてしまう**

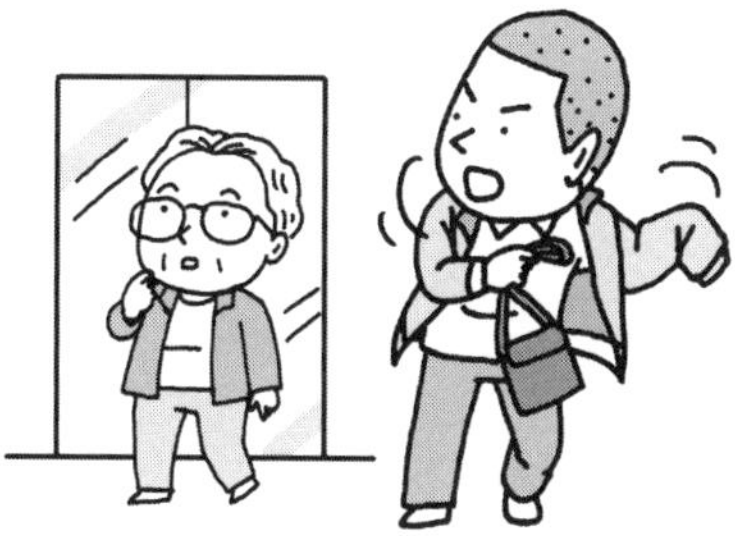

・「目的地に着かないのではないか」と不安になり始める
・「行きたい」という思いより疲労感が勝ってくる
こういう状態になったら、帰るのを促せるような声かけをしています。

大事なのは、いつ声をかけるかなんです。

たとえば、何度も紹介したヤマモトさんという男性。

この人もよく出ていく方でしたが、しばらく歩くとキョロキョロし始めます。


この「キョロキョロ」という変化に気づくのが重要！


目的を忘れたのか、道に迷ったのかはわかりませんが、困っていることがうかがえます。

これが声かけのサインですが、焦ってはいけません。

僕は素早くヤマモトさんの進行方向に先回りし、

「あっ、こんにちは」

と、偶然を装って、前方から話しかけました。

そして顔色をうかがいながら、

「こっちですよ」

とさりげなく言います。すると、

「あ、そうねぇ」

と、こちらの言葉に安心してくださり、そのまま「みのり」へ戻れました！

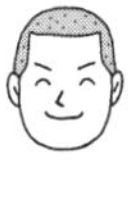

「そんなやりとりでいいの⁉」と驚く読者がいるかもしれませんね。
でも、たとえばここで、「どこへ行くんですか？」と尋ねてしまうと、
〈えーと……〉
みたいな感じで、本人が悩んでしまいます。
だからなるべく単語だけを使い、あとは身振り手振りで伝えるんです。
そうすると、本人が自分の都合のいいようにつなげて解釈してくれます。

肝心なのは、「介護者がついて歩いていた」ことを、本人に感づかれないようにすること。

「誰かついてきてる」と感じると、「逃げる」ことが歩く目的になってしまうからです。

そんなときに声をかけても、「お前はいい」などと避けられてしまいます。

逆に「偶然出会った」状況を装えると、介護者のことをはっきりと思い出せなくても、
お年寄りは「知っている人らしい」と感じて安心してくださいます。

だから僕は、わざわざ先回りしたり、回りくどいことをしたんです。

また、

「ここにいたんだ！」

「探したんだよ！」

といった言葉は禁句。あくまで、

「何かの用事でたまたま通りかかったら出会った」

という状況をつくるのが大切です。


別のおばあちゃんのケースでは、こんなことをしました。

この女性は、「帰る」と言って、ものすごく遠くにある家に徒歩で向かおうとします。

自宅が近くにあると誤解しているのです。

ところが、30分ほど歩くと疲れ果てます。

そして、疲れると左足が上がらなくなるのが特徴でした。

耳をすますと「ズズズ」という、足を引きずる音が聞こえるようになります。

このパターンがよくわかっているので、僕は疲れた頃合いを見て、

「どうしましょうか」

と声をかけます（「帰りましょうか」ではないことに注意！）。

するとと、おばあちゃん、

「そうねぇ、今日は帰れんかねぇ」

「知り合いに車で迎えに来てもらいましょうか」

「そうねぇ」

こうして車で迎えに来てもらい、施設までお送りするわけです。

気持ちが変化するのを見逃さず、声をかけるのが大切です。ほかにも、

・介護者が何か口実を探して、歩き続けるお年寄りとコンビニなどに寄る

・店内に入って、時間をかけてじーっくりと商品を選ぶふりをする

こんな時間稼ぎもあり。お年寄りの世界が変わる可能性が生まれるからです。

「帰ります」への対応❹ 帰るきっかけをつくる

これは偶然ですが、「きっかけ」ができたことで早く帰れたこともありました。

見守りのため、花好きのおばあちゃんに僕がついていったときのこと。

どれだけ歩いても疲れる様子が見えません。

〈いいかげん帰りたい……〉

僕が疲れを感じ始めていたそのとき、
おばあちゃんがそばの畑にかがみこみました。

見ると、草花を摘んでいます。

「きれいじゃね」

そうつぶやいて、花を握ったまま歩き続ける。

しかし、摘んだ花はだんだんしおれていきます。

その様子を目にしたおばあちゃん、

〈早くこの花に水をあげないと〉

という気持ちに切り替わったようでした。すかさず、

「近くに水をくれるとこ、あるよ」

と僕が言い、さらに別の職員に車で迎えに来てもらい、施設に戻りました。

その人の「世界」の中心が花に移ったところで、僕が合わせたわけです。

以来、この方を見守るときは、花が咲いていないか必死で探してます 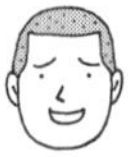

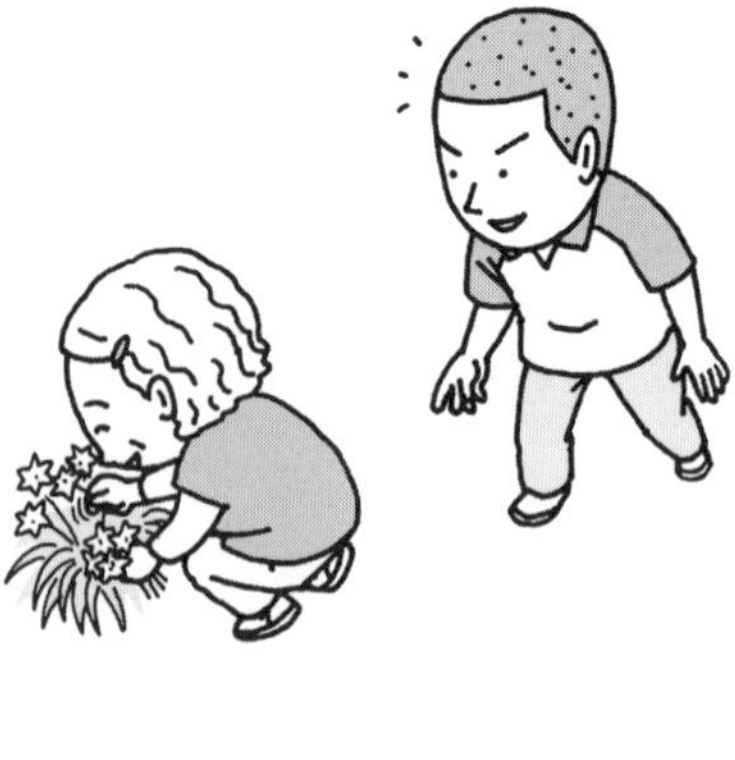

「帰ります」への対応❺

関係ができていれば説得も可能

ちなみに、ここまでの内容と矛盾するようですが、ひとつ付け加えておきます。

お年寄りが出ていこうとしているとき、見守りに行ける余裕があっても、僕はわざと説得して止めようとすることがあります。

これは、**「どうやったら説得できるか」を試している**んです。

くり返しになりますが、介護者がいつでもあとをついて歩けるとは限りません。

どうしても出られないときだってあるはずです。

そんなときに備えておくため、

〈この人が「帰るのを思いとどまる」ことって何だろう〉

と考えて、いろいろな言葉を試してみるわけです。

試してみて成功すれば、言うことなし。

その人の「ルール」がまたひとつわかります。

仮に説得できなくても、余裕があるわけですからついていけばいいだけです。

介護職の場合は、こういう考えで**「試す」のも大切**だと思います。
お年寄りと人間関係ができていれば、説得を聞き入れてくれることもあります。
たとえば、家族の場合はすでに人間関係がありますから、聞き届けてもらいやすい。
ここでもやっぱり、関係がキーになるんです。

一時帰宅で気持ちが落ち着くことも　―ナツエさんの自宅で―

でも、ここで少し考えてほしいことがあります。
それは、「本当に帰る」のはダメなのか、ということです。

ナツエさん（92歳）というおばあちゃんがいます。
「みのり」と同じ町内に長く住んでいた方です。
ご主人と二人暮らしでしたが、ご主人に先立たれました。
一人暮らしが難しくなったのが、入居のきっかけです。
自宅までは、「みのり」から歩いてわずか15分。

入居の日、自宅まで荷物を取りに行ったのは僕でした。
いざ行ってみると、ナツエさんの自宅は何ともいい雰囲気。
使い込んだ三面鏡や棚、台所や押し入れ——。
年季の入った家具に囲まれた、落ち着く空間だったんです。
そんな自宅をあとにして、施設に入ったナツエさん。
いつも時間をもてあましていました。
それもあってか、何度となく「帰ります」と言って出ようとします。
必ず職員が一緒に自宅に帰りました。
玄関はもちろん閉まっているので、しかたなく庭に水をまいて帰ってきます。
やがて、事情を聞いた娘さんが家のカギを預けてくれることになりました。
以後は、
・ナツエさんが帰るのに職員がついていく
・途中でジュースを二人分買う
・職員も自宅にお邪魔し、ジュースを飲みながら一緒に過ごす
ナツエさん、自宅では戸棚を整理したり、台所でお茶の用意をしたり……。

いそいそと忙しそうにしています。こうして数時間たったところで、

「帰りましょうか」

と声をかけると、「そうじゃね」と「みのり」へ戻ってくれました。

「帰りたくない」と言われたことはなかったです。が……。

ある日、娘さんと一緒に自宅に戻ったときのこと。

ナツエさんが、「今日は絶対ここに泊まる」と言いだしました。

テコでも動きそうにありません。


ナツエさんは、職員の一人と買い物に出ました。

その間、僕は娘さんといろいろ話しあいました。

「本当に泊まっていかれますか?」

と確認しましたが、娘さんは、

「ごまかして連れて帰ったら、きっと職員のことを信じられなくなると思う。信じられない人に介助されるのは、母にとってはつらいと思う。今日は、私が一緒に泊まります」

と言ってくださいました。

――こうして、その夜は母娘で一晩泊まり、翌日、娘さんは遠方の自宅へ。

一方、ナツエさんは納得して「みのり」へ戻ったのでした。

その後もナツエさんは、自宅へ帰ることがありましたが、「泊まりたい」はもうありません。それどころか、やがて自宅へも帰らなくなりました。

あんなにいい家を、忘れてしまったのか？

気になった僕は、あるとき、

「ナツエさん、最近家に帰ってないじゃろ。帰ろうや」

と誘ってみました。ところが返事は、

「ええよ」

つまり〝帰らない〟と言うのです。

なぜこんなふうに変化したのか？

思うに、「いつでも自宅へ帰ることができる」と実感できたから、

「帰るのは（今日じゃなくても）いい」

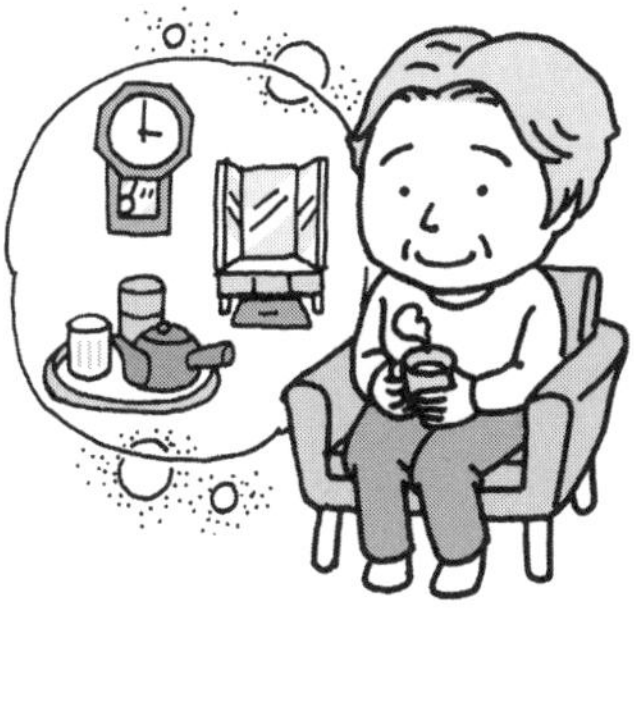

と、心境が変化したに違いありません。

娘さんと泊まったあの日、ナツエさんは職員に、

「いつも泊まるんじゃなくていいんよ、今日だけは泊まりたいんよ。1日だけでええけぇ、うちも一人は寂しんじゃけぇ」

と言っていたそうです。

介護者は、

どんなお年寄りでも、施設では「新しい暮らし」と折りあいをつける必要がある

ということを知っておく必要があると思います。

そんなことをくり返して、折りあいがつくのを待ちつつナツエさんと過ごしました。

そうやって、これまでの生活を感じながら、施設の新しい生活へと移行したんです。

「自宅」を感じながら、でも施設で暮らす——。

予定を合わせて1日でも戻る。

可能なら2日、3日……と、自宅にいられる日を延ばす。

今日は無理でも、明日、あるいは1週間後にでも帰る約束をする。

そして、約束を守る。
施設の職員と協力すれば、いろいろな可能性が広がるかもしれません。

お金に執着する人にどう接するか

最後に、もう1ケースだけ、紹介させてください。
第1章に登場してもらった、車イスのタケダさん。
このおじいちゃんはホント、「わがまま」な人でした。
とくに、お金に執着するのが大難点……。
タケダさんには息子がいて、4歳になる孫を連れて訪問することがあります。
ところが、お孫さんの前でもお構いなしに、「金くれやぁ」と大声を――。
タケダさんは職を転々とし、あまり働かなかった人です。
だから貯金がありません。
息子さんは、「渡せるお金はない」と伝えます。
でも本人は納得せず、押し問答になります。やりとりを聞いていた僕は、

「タケダさん、貯金してないんじゃろ？　お金、ないもんはないよ」

と止めに入りました。タケダさんは、

「わしの足が悪いの知っとろうが。働きたかったが、マヒで働けんかった。マヒさえなかったらまじめに働いていた」

と、堂々と言い返してきます。


脳出血でマヒになったのは、60歳を過ぎてからじゃないですか……

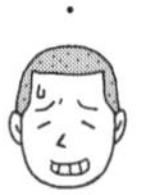

やむなく僕は、

「お金欲しいんなら働こう」

と提案しました。とはいっても、当座のお金は必要、ということで……。

息子さんと相談して、月2000円を渡すことで、その日はおさまりました。

ところがタケダさん、2000円をもらうと、その日に使い切ってしまいます。

職員と買い物に行き、服や文房具などに散財。そして――。

「金がない」

「金くれや」

「2000円じゃ少ない」

イライラして、再び当たり散らす……。

一方の僕は、タケダさんの就職先を探していました。

ですが、すぐに見つかるはずもありません。

「就職活動」で納得してもらえた

そんな状態で困っていた折も折――。

職員の一人が、障害がある人のために設けられた作業所のことを教えてくれました。

見学に行ってみると、「みのり」から車で10分と、比較的近い。

作業内容を説明してもらいました。

自動車部品の組み立てでしたが、体が不自由でも十分できそうです。

「グループホームの入居者は、働いてはいけない」なんて法律はありません。

僕はさっそくタケダさんと相談し、二人そろって見学。

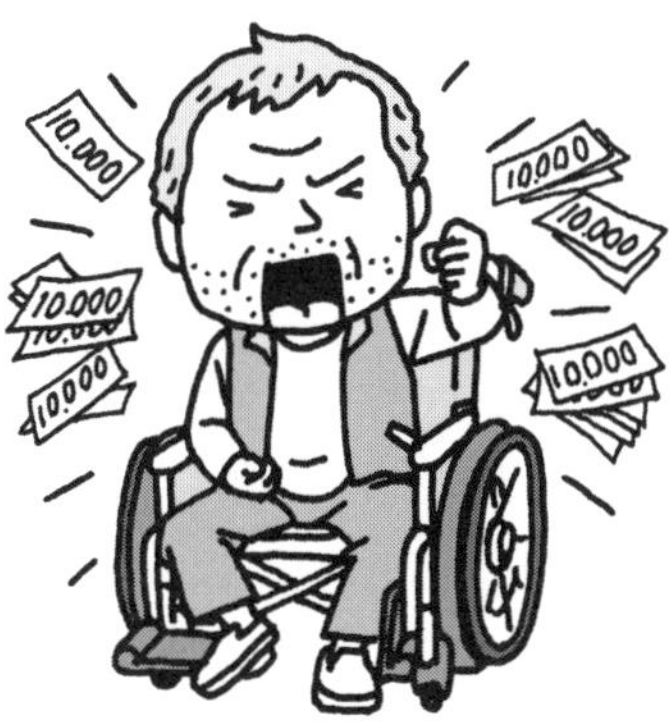

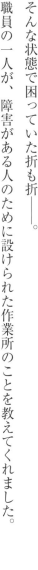

実際に本人に作業してもらいました。

タケダさんは、マヒのない左手をうまく使って部品を組み立てました。

慣れれば問題なくできそうです。

そのまま作業所の職員の方に面接してもらい、働けることになりました

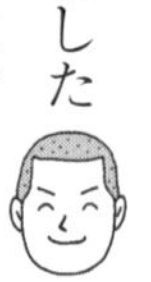

一日の流れや賃金のことなど、説明をひととおり聞いたタケダさんは、
「よろしくお願いします」
と作業所の管理者に頭を下げました。

タケダさんが面接に〝合格〟したのは12月。

勤務に入るのは正月明けです。

僕は本気でタケダさんに働いてもらうつもりでした。

職員とうまく連携すれば、弁当も用意できます。

サポート態勢を整えようとしていた、まさにそのころ、職員からこんな報告を受けました。

「タケダさんが『働かない』と言ってます」

そうなるだろうと思ってた 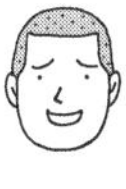

性格や生活歴を考えれば、当然の反応です。

かつ、タケダさんは「お金が欲しい」と言っただけ。

「働こう」と言ったのは僕。

なので、タケダさんが「働かない」のも自由です。

でも、本来の課題は働くか否かではなく、お金への執着でした。

タケダさんの考え方を確認しておく必要があります。

僕は職員を替えておよそ3回、お金のことをタケダさんに聞いてもらいました。

・お金のために我慢して働く
・働きたくないからお金は我慢する

この2つの選択肢がタケダさんにはありました。

でも、タケダさんはどの職員にも、

「お金は我慢する」

と答えたと報告がありました。

最後に僕が、タケダさんの居室で話しました。

やはり働きたくなさそうです。

「じゃあ、作業所には僕から断るよ」

「うん。２０００円で我慢する」

こうしてタケダさんの就職は「なし」に――。

作業所には、僕が謝りに行きました。

納得してもらうために大切な3つのこと

認知症のお年寄りが働くのは、悪いことではないと思います。
自分の欲しいものがそろい、満たされる。
そうすると、あるいはタケダさんも孫に何か買ってやりたい、と思うかもしれません。
そうなれば「おじいちゃん」として生活できるのではないか――。
一方、たとえば、
〈「貧乏な生活」は受け入れてもらわないといけない〉

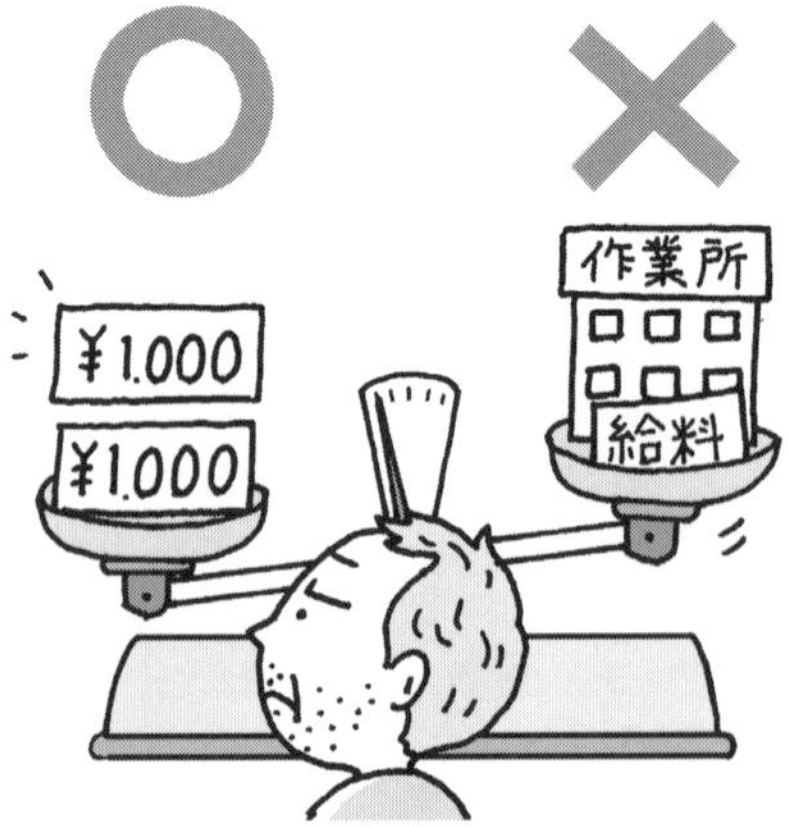

〈息子さんに金銭を要求するのも控えてもらいたい〉

そういう介護者の〝正しい〟考えだけで、

「そんなこと言うのはやめましょう」

「お金は我慢しましょう」

こう説得しても、タケダさんは決して納得しなかったと思います。

選択できる環境をつくる
本人の意思で選んでもらう
周囲の人が確認して見届ける

こんな〝手続き〟が必要でした。

最初から最後まで、僕らはウソなしで対応しました。

タケダさんがお金にこだわったのは、認知症状というより本人の性格だったと思います。

相手の性格を変えることはできません。

ですが、ここまで記してきたような対応によって、タケダさんはお金でイライラすることがなくなり、お小遣いも計算しながら使うようになりました。

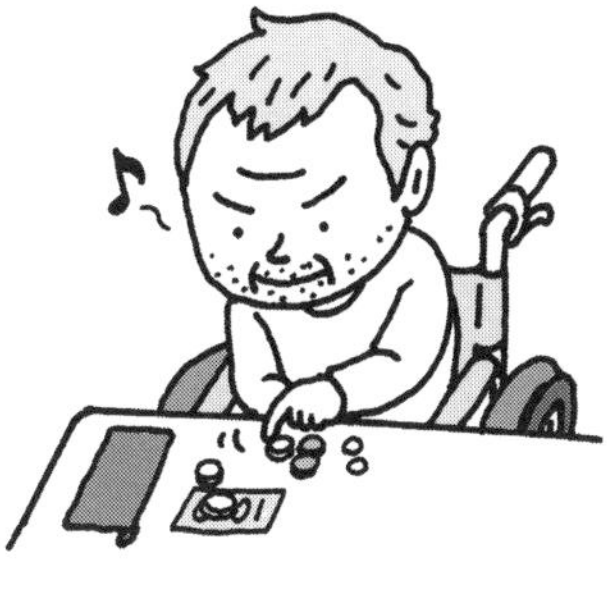

第5章

認知症をこえて、穏やかな「旅立ち」へ

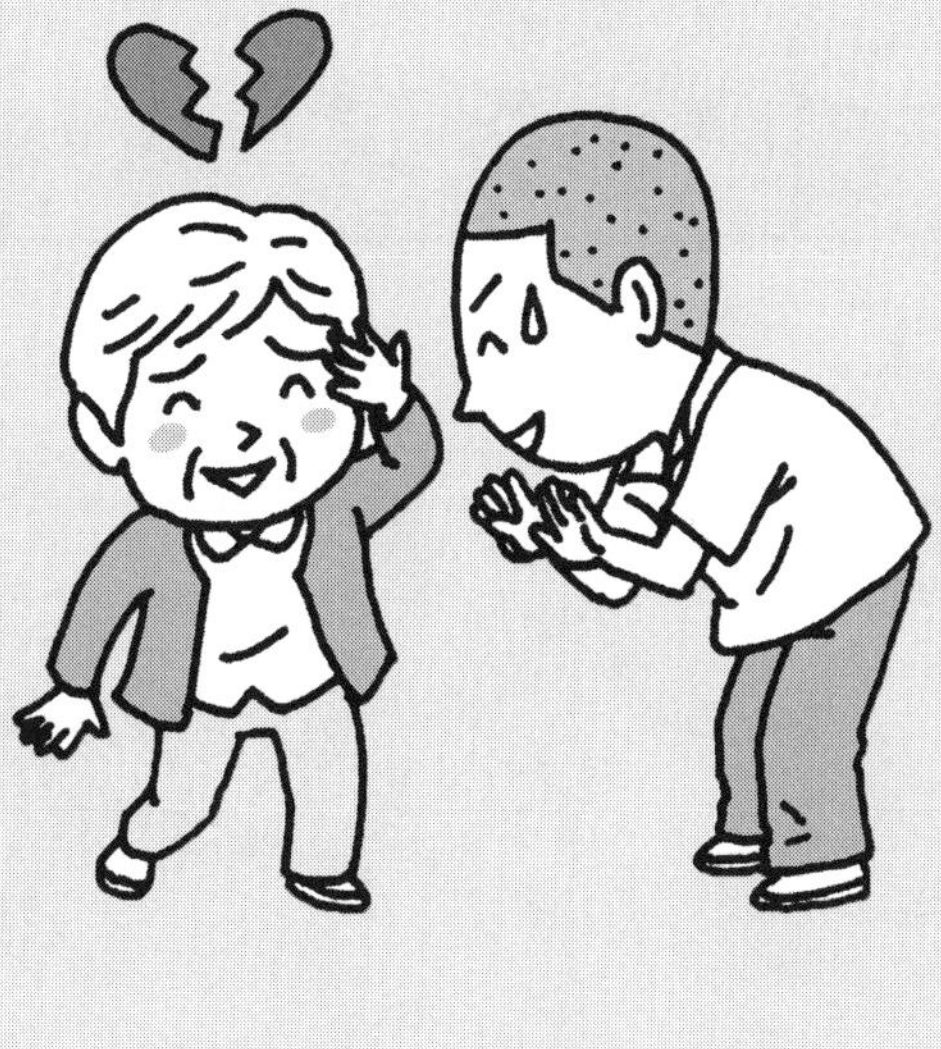

マチコさんの眼科検診

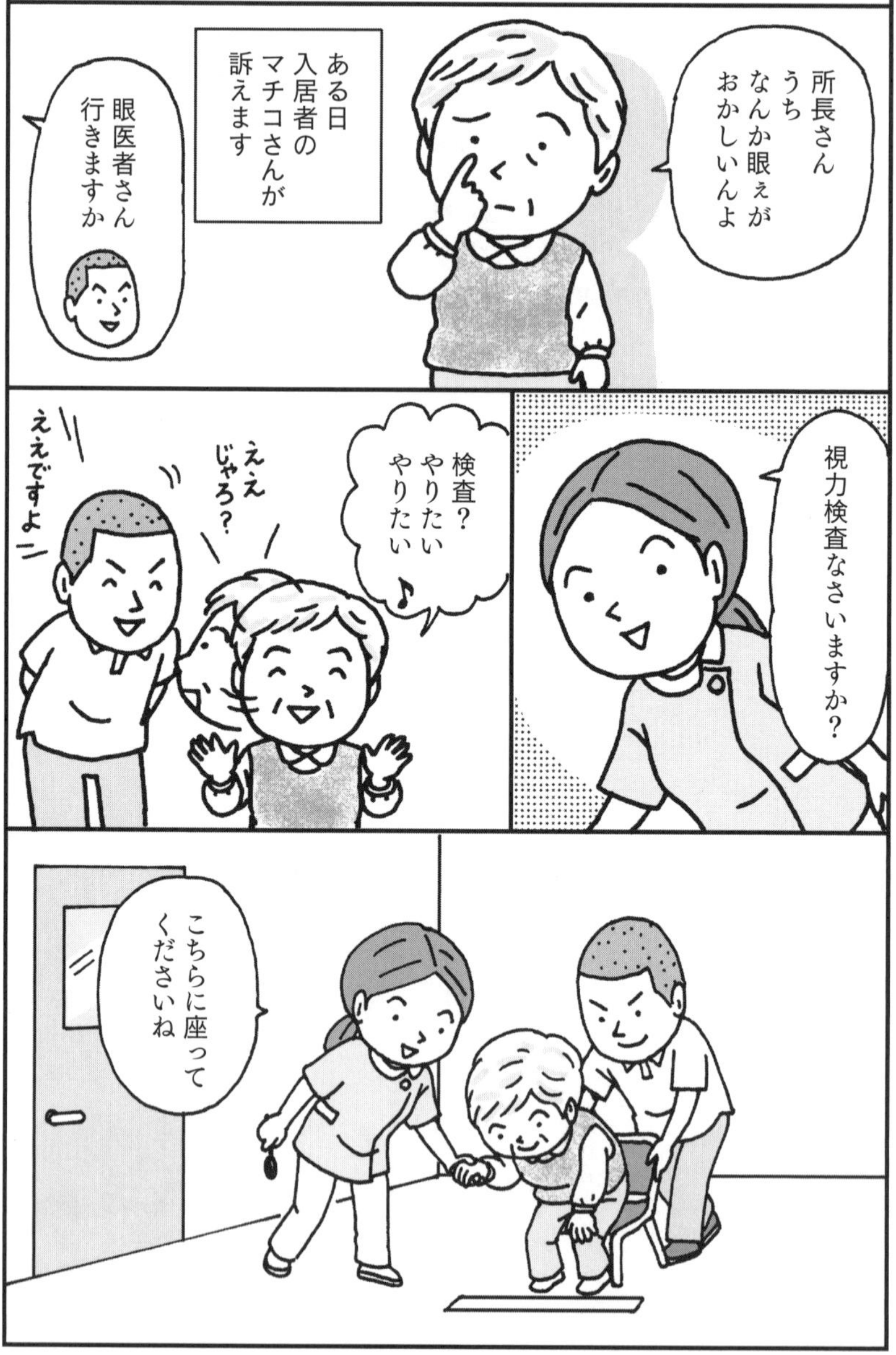
所長さん うち なんか眼ぇが おかしいんよ
ある日 入居者の マチコさんが 訴えます
眼医者さん 行きますか
視力検査なさいますか？
検査？ やりたい やりたい♪
ええじゃろ？
ええですよ
こちらに座って くださいね

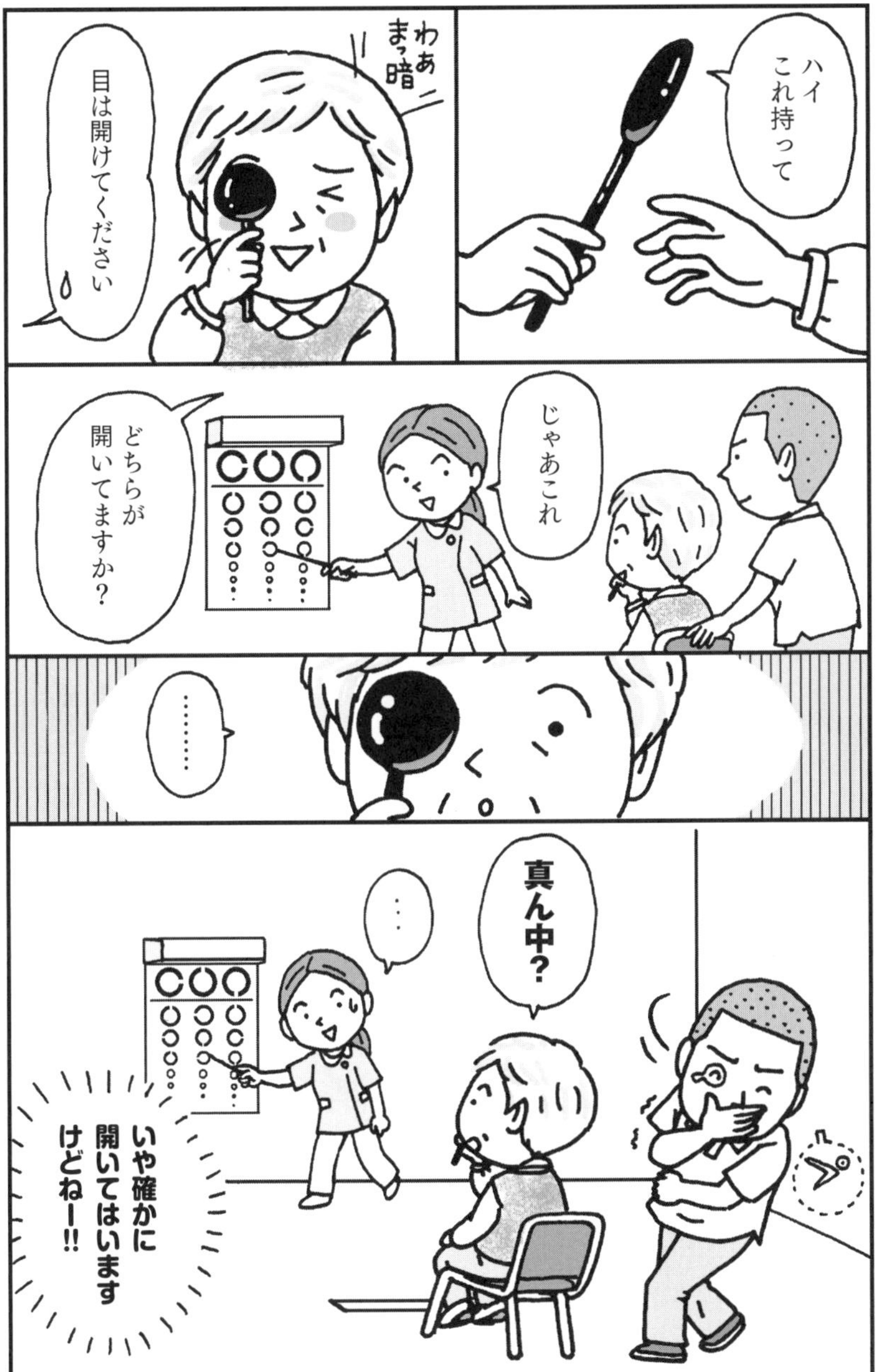
ハイ
これ持って
わあ
まっ暗
目は開けてください
じゃあこれ
どちらが
開いてますか？
………
真ん中？
…
いや確かに
開いてはいます
けどねー!!
プ

こんな愉快なおばあちゃんと付きあった日々の記録を、最後に書きます！

マチコさんは、こんな感じのおばあちゃんです。
身長は140センチくらいで丸顔。
髪はショートカット。
ヘアスタイルは決まっていて、七三分け。
毎朝、左手に手鏡、右手にヘアブラシを持って、左から右へブラシを通す。
よく笑う。笑顔がステキ。
歯は1本もなく、入れ歯も使わない。すすめると「イヤよ」と拒否。
それでもご飯や果物をモシャモシャ食べる、恐るべき歯茎の持ち主です。

好きな男性のタイプは、背が高くてピシッと折り目のついたズボンを穿《は》いた人。
「背が高い」といっても、マチコさんより高ければOK。
なので、スラックスを穿いていればたいていの人がタイプでした。
マチコさんには夫も子どももいません。結婚してすぐに別れたんだそうです。
「ありゃあ、つまらん男じゃった……」
と、元夫には容赦なし。

でも、家族を思う気持ちは人一倍でした。

実の両親と兄が眠るお墓を、多いときは月2～3回訪れます。

「墓守がうちしかおらんけぇね」

そう言って通ってました。

とりわけお父さんへの思いは強く、

「何でうちだけ残したんね……」

と、泣きながら「お父ちゃん」の墓に話しかけることもありました。

●●●

お父さんを亡くしたのは40代のときだったそうです。がんでした。

命が長くないと知ったとき、マチコさんのお父さんは周囲に、

「マチコのことを頼む」

「それだけが心残り」

こうくり返していたそうです。

そんな思いが通じたのか――。

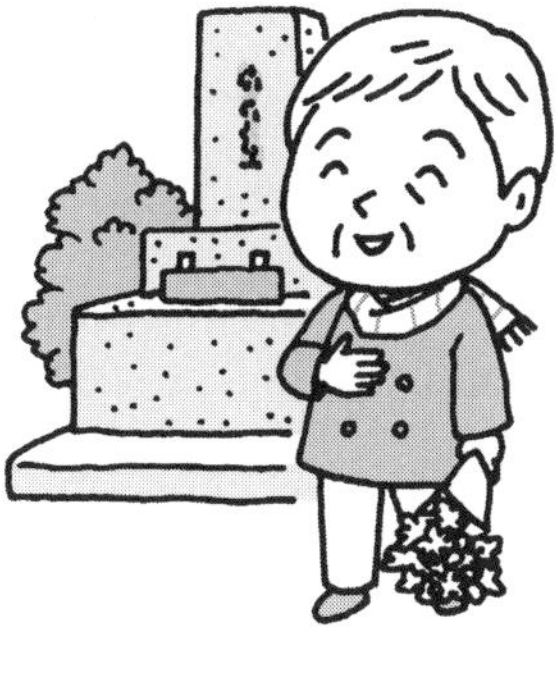

マチコさんは、歳をとってからも体はわりと元気でした。

リュックを背負って散歩に出たり、地域の「いきいきサロン」へ参加したり。

そんなことをしながら、両親が残した家で暮らし続けました。

ところがやがて、少しずつ、様子が変わっていったそうです。

近所に住む親友に、

「勝手にカギ開けて部屋に入ったな!」

「うちのカギ取ったじゃろ!」

と怒鳴り込んだり、川の向こう岸に停めてある車を見て、

「うちを狙っとる!」

と急に興奮したり――。そんな被害妄想が頻繁にあったそうです。

そして2008年1月。

正月明け、マチコさんは、家の階段で転んで左手首を骨折しました。

それから病院を2つ転院。

認知症の症状がハッキリ出て、いよいよ地域では暮らしにくくなります。

こうして77歳のとき、「みのり」へ入居することになったのでした。

マチコさんは幸い、「みのり」になじむことができました。

誰とでも親しく話し、冗談も飛びだします。

「みのり」1階のリビングからは、ガラス越しに玄関の外が見えます。

犬の散歩をする人や、デイサービスの車、幼稚園のバスが通っていきます。

マチコさんは外を見ては、

「ええ男通らんかのぉ」

と物色していました 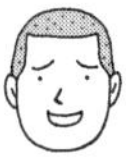

いつも笑顔。

マチコさんがいるだけでリビングは笑いに包まれ、雰囲気が明るくなりました。

職員を呼ぶときは必ず「お姉ちゃん」と呼びます。

おまけに毎朝、「お姉ちゃん、キレイなねぇ」と、誰でもほめていました。

おかげで熟年（？）職員の気分は上々です。

反面、感情の起伏もあり、いったん機嫌を損ねるとリビング全体の雰囲気が暗く変わりました。もちろん、しょっちゅうではありませんが――。

僕もマチコさんと冗談を言いあったり、じゃれあったり。

確かに物忘れはありましたが、「普通のおばあちゃん」という印象でした。

気になることといえば、本人は気づいていないと思いますが、日によって歩き方が少しだけ違ったことでしょうか。

左足のつま先がちゃんと浮いているときと、スーッと引きずるときがあるんです。

引きずるときだけは転倒に気をつけていました。


僕が「みのり」の管理者になったのは、２０１０年のことです。

マチコさんは朝、僕が詰めている事務室に来るのが日課でした。

ドアを開けて、

「あら、おはようございます」

「おはようございます。いつもお世話になります」
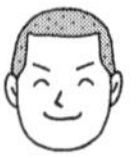
出ていきます。５分後、またドアを開けて、マチコさんが、
「あら、おはようございます」

「おはようございます。いつもお世話になります」

これを日に5回はくり返すのが常でした。

事務室に来て、

「所長さん、どっか連れてってぇや……」

と笑顔で僕にリクエストすることもあります。

何か気になることがあると、そのリクエストが、

「どこかおかしいけぇ、病院連れてってぇや」

に変わります。

行く先が「病院」のときは、決まって機嫌が悪い日でした。

ところが、本当に連れていっても、帰って10分ほどあとにまた、

「病院連れてってぇや」

なので僕は、マチコさんの本心は病院ではないなと考えました。

前任の管理者からはマチコさんを、

「いつもすぐに『病院』って言う人」

と紹介されていました。聞き流せばいい、というニュアンス……。

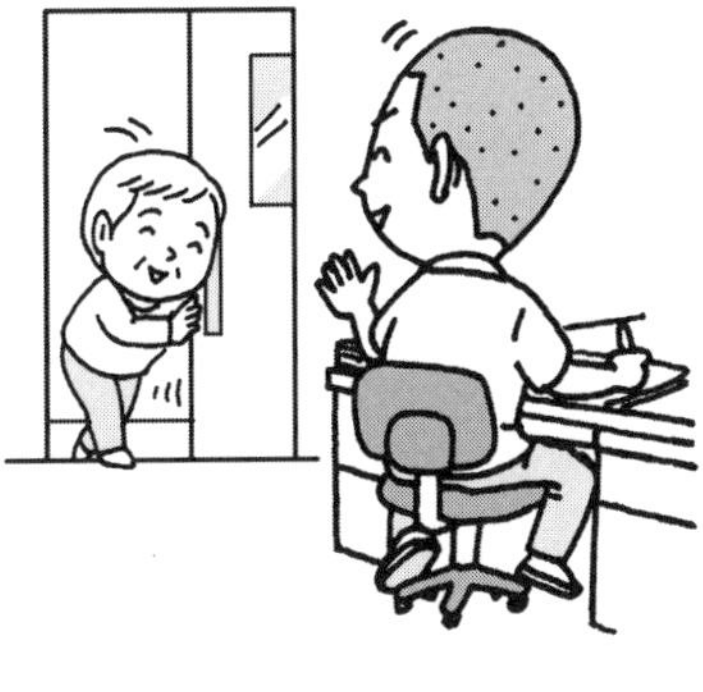

しかし、入職したてのころというのは、出会ったばかりの大事な時期でもあります。僕のことを味方と思ってくれるか、敵となるのかは、この時期に決まります。

マチコさんには、何か不安がある。

だから、「病院」と言いながら、本当は「人」を求めている。

「頼れる人」を探している。

だからまず、マチコさんが僕のことを信じられるよう、できる限り病院に行ったり、ドライブしたりをくり返しました。

〈この人は自分の言ったことを、ちゃんと聞いてくれる〉

そう実感して安心できれば、何かしら不安なことがあっても少しは薄れるのではないかと考えたからです。

実際、病院ではなく、何となく車を走らせてブラブラするだけでも、

「やっぱ気持ちええねぇ」

とご機嫌になり、そのまま「みのり」へ帰っても、

「ありがとう」

で終わる、ということもあったんです。**こうして「ルール」がわかっていきます。**

さっそくほかの職員と情報共有。

こうして、マチコさんの体調がいいときは、ドライブが恒例になりました。


天気が良い日はドライブ日和。

ある職員は車を出し、近くにあるハンバーガーショップのドライブスルーでコーヒーとアップルパイを買って、マチコさんと一緒に食べて帰ったそうです。

マチコさんがイライラしているときは、彼女が大好きな「目《め》ン無《な》い千鳥」という歌を流すと、

「ええねぇ」

となることもわかり、車中でこの曲をヘビーローテーションしました。

事情があってドライブに行けないときは、マチコさんに正直に理由を説明します。

もちろん、**次の約束は忘れません。**

そのように接しているうちに、

「ええよ。所長さんがええときでいいけぇ」

と、待ってもらえるようになりました。

「頼れる人が一人でもいる」

そんな生活に、少しずつ近づけていると実感できました。

2010年4月のある日。職員から、

「マチコさんの両足のむくみがひどい」

と申し送りがありました。

見ると、確かに両足がパンパンに腫れ、触ると熱感まである……。

ただごとではなさそうでした。

さっそく、市民病院に連れていきます。

血液検査の結果、腎機能がかなり悪化していることが判明し、即入院——。

お見舞いに行きました。

「ヒマよぉ。帰りたい。帰らせてぇや」

とマチコさん。やっぱり病院好きじゃなかったんですね

「病院連れてって」には、言葉にならない理由がある——。

そう、裏付けが取れた気がしました。

病院でマチコさんは、透析を受けました。

約2ヵ月後、ようやく退院です。

薬を処方されましたが、副作用で顔が腫れぼったくなり、丸顔がいっそう丸くなってしまいました。

退院後は、頻繁に事務室通い——。

といって用があるわけでもなく、もっぱら世間話でした。

ひとしきり話して満足すると、マチコさんは、

「邪魔んなるね、あっち行くわぁ」

と、自分から事務室を出ていきます。

当初、僕は手作業を一切やめ、パソコンも閉じて、体を正面に向けて話を聞きました。

僕から話を止めることは、よほどでない限りしませんでした。

それが、慣れていくとパソコンを閉じなくなる。

キーボードを打ちながら聞く。

最後には「ごめん、今忙しい」となる。

たびたび来るので、しまいには事務室に入ったときの表情で、マチコさんの言いたいことも何となく予測がつくようになりました。マチコさんの反応をうかがいながら、

〈今日は外へ行こう〉

〈今日は断ってみよう〉

〈今日は話を真剣に聞こう〉

〈今は説得してやめてもらおう〉

と、そのときそのときで**最適な接し方を探る**こともありました。

●●●

そうこうしているうちに、マチコさんは僕としかドライブに行かなくなりました。

それまではドライブに行けさえすれば満足していたのが、僕と一緒でないと機嫌が直らないことが、しばしば……。

職員からは、「所長じゃないとダメみたいで――」の声……。

僕はすっかり、マチコさんの専属運転手です。

このころは、体調不良で行く病院でも、気分転換のドライブでも、ただの世間話でも、

何かマチコさんが「常にいた」印象が残っています。

そしていつしか、マチコさんは僕に好意を抱き始めたようでした。

異性としての好意です。

仕草が〝女性〟になりました。

そして、やたらと僕と一緒に写真に写りたがります。

挙げ句、好意を隠さないようにすらなっていきました
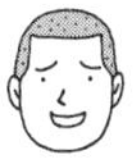

リビングで、

「うちぁ、所長さん好きよ。へへへ」

と〝告白〟されたこともあります。

あるときは、

「所長さん、うちのことなんか、どうも思っちゃないじゃろ?」

と聞かれたので、僕はハッキリ、こう答えました。

「タイプじゃない」
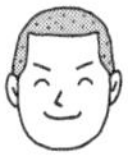

歳の差、実に48歳。

土地もなければ財産もない。

僕にメリットが全然ない。

そう言われたマチコさんは、

「ありゃあ、フラれたぁ」

と苦笑いしていましたが、気持ちは消えません。

僕が休みの日は何度も、

「今日は所長さん来んのねぇ」

と職員に確認します。

僕が仕事から上がるときは、玄関外まで見送ってくれます。

機嫌が悪いときも追いかけてくるので、マチコさんが険しい顔のときは、僕は逃げるように帰ってました。

ある日、マチコさんの歩き方が何となくおかしい。

廊下で転倒しないように手をつなごうとすると、僕の手をはねのけます。

「誰に見られよるかわからんで。バレるで」

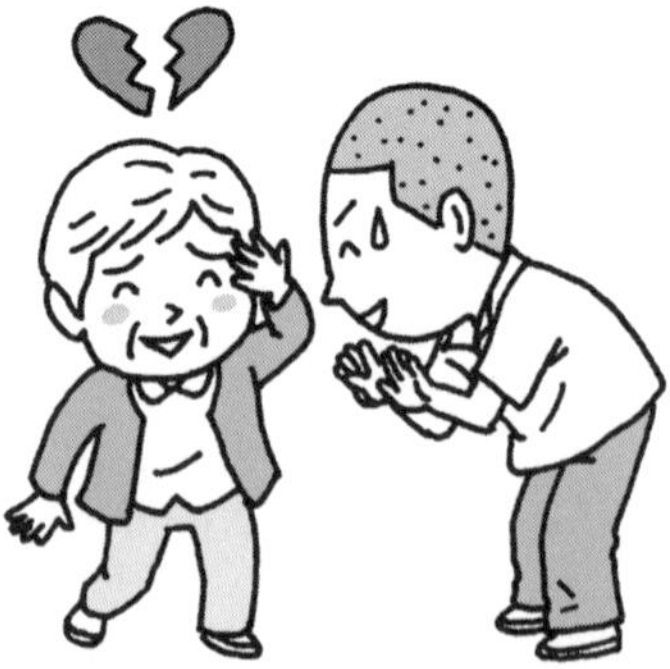

とマチコさん。

〈あぁ……、僕ら付きあってるんだなぁ……〉

とわかりました。いつの間にか不倫関係になっていたようで……

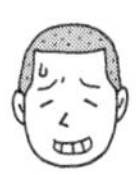

その後、マチコさんの僕に対する愛情は、日に日に強くなっていくようでした。

ほかのおばあちゃんと話すだけで、嫉妬するようになります。

ある日、僕は入居者の女性と一緒に、グループホームの畑で苺の苗を植えていました。

マチコさんは畑へ出てきて、仲良く話してる僕たちをキッとにらみます。

そして、無言で部屋へ帰っていきました。

この程度で済むこともありますが、女性の入居者と散歩に出たり、病院の送迎をしようものなら一日中機嫌が悪い……。

ご飯すら口にしなくなるため、チームワークで乗り切ることになります。

たとえば、女性入居者と車で出かけるときは、次のようにしました。

① 玄関から見えない位置に駐車する

②職員がマチコさんに声をかけ、部屋に誘う

このとき、職員が自分の体でマチコさんの視線を遮って、玄関が見えないようにする。

もしくは、玄関がマチコさんの背後になるように気をつけて話しかける。

③その隙に僕がおばあちゃんと素早く外に出る

④用が済んで帰るときは、外から電話して職員に迎えに出てもらう

⑤迎えの職員が、先におばあちゃんと一緒に帰る

⑥その後、時間をおいて僕が一人で帰る

つまり、マチコさんの**「目を盗んでいた」**わけです。

そんな調子で数ヵ月なんとかしていましたが、年が明けてからなぜか、マチコさんの様子が少しずつ変わっていきます。

機嫌がいい日よりも、機嫌が悪い日が増える。

何かイライラしている。

やがて、施設入居前にあった「被害妄想」のようなことが増えました。

あるとき、マチコさんがいつもと違う上着を着ていました。

赤とオレンジのチェック柄が入った、イイ感じの服だったので、

植「この服どしたん？　スゴイ似合うじゃん！　いいよ。この色好きよ」
マチコ「えへへへ」
と和やかな会話をしたわずか1時間後、どうしたわけか激怒してる――……

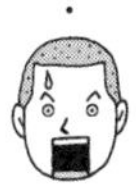

職員がわけを尋ねると、僕が「この服どしたん？」と聞いたことに対して、
「私をドロボー扱いしてから！」
と怒っていたのです。
でも、明日になれば世界が変わるかもしれません。
僕は様子を見ることにしました。
でも、次の日になってもマチコさんは怒ってました。
あんなに通い詰めていた事務室にも来ない。
僕がリビングに入っても、目も合わさず、露骨に背を向ける。
あとでわかったのですが、職員にも散々僕の悪口を言っていたようです。
こうなると、僕も腹が立ちます。
〈勝手に話を作っておきながら……〉
そのまま数日〝絶縁状態〟が続きました。

が、ここで職員がキューピッド役（?）に。

きっかけは、マチコさんが上履きの破れに気づいて、「靴が買いたい」と言いだしたこと。

すかさず職員が、

「所長さんに聞かないとダメよ〜。マチコさんから所長に言ってみて」

とそれとなく誘導します。しぶしぶ事務室に来たマチコさんは、僕の目も見ず、

「靴買っていいじゃろ?」

僕はもちろん、

「そりゃいいですよ〜。破れたんでしょ?　なんだったら今日行く?」

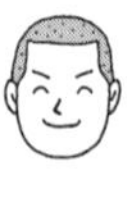

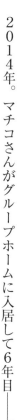

マチコさんが久しぶりに、僕に笑顔をくれました。
そして一緒に靴屋へ。
その後も「被害妄想」で僕が悪者にされることがありましたが、ほかの職員が間に入って仲直りのきっかけを作ってくれました。ヒビが入った人間関係を修復してくれたんです。

●●●

2014年。マチコさんがグループホームに入居して6年目——。

このころから、少しずつ様子に変化があらわれ始めます。

記憶の混乱が深まり、被害妄想が強くなっているようでした。

お墓参りに何度も行くのはこれまでどおり。

でも〝両親が生きている〟日が増えました。

たとえば、墓石の前で「これ誰のお墓なん？」と聞くと「お父ちゃん」と答えます。

ところがお墓参りから戻ると、

「お父ちゃんはどうしよるんかの？」

「何でマチコがここにおるの知っとって、来てくれんのんね」

と機嫌が悪くなります。

そうかと思うと、

「うちは、もう親が死んどるけぇねぇ」

と、両親が〝亡くなっている〟日もありました。

「『お父ちゃんが死んだ』と聞いたけど、どうなん？」

と尋ねるようになったのもこのころです。

僕は、

「僕は聞いてないよ。僕が知らんってことは、違うんじゃないかね」

「それなら僕に一言連絡があるはず。でも連絡ないってことは、違うんじゃないんかね」

と、職員とともにその日その日で同調しました。

マチコさんは僕が所長だと認識しています。

所長だから、何でも知っていて頼りになると思っているのです。

だから僕が「知らない」と言えば、「所長さんが知らんから違う」となります。


そういう「マチコさんの世界」に合わせました。


「父が生きている」世界から「父が死んでいる」世界へ移り変わるとき、マチコさんはいちばん不安定になります。これまでの経験で、その「ルール」はつかめていました。

僕は、なんとか安心してもらおうと、必死でした。

でも、認知症のためか、イライラする時間が増えていきます。

新しく入居した方につらく当たります。目が合うだけで、

「うちのことばっか見てから」

「うちの悪口を言いよる」

「うちのこと、バカにしてから」

と怒る怒る……。

スカートが好きな90代のおばあちゃんを見て、

「脚をあんなに出してから。みっともない」

と罵って言いあいになる。

僕も標的になりました。

ある日、いつにも増して激しく怒っています。

ものすごい剣幕で、僕がいる事務室に押しかけてきました。

「さっきうちが若い男と話しとったろう？」

「あ、そうなん？　知らんけど……」

「話しよったら、所長さんがうちのこと、すごいにらんどった」

「…………」

「うちだって、ほかの男と話したっていいじゃないね！」

「……マチコさん、何を言いよるん？」

マチコさんが一方的にキレています。

こんなポジティブな被害妄想は、僕も初めてでした 

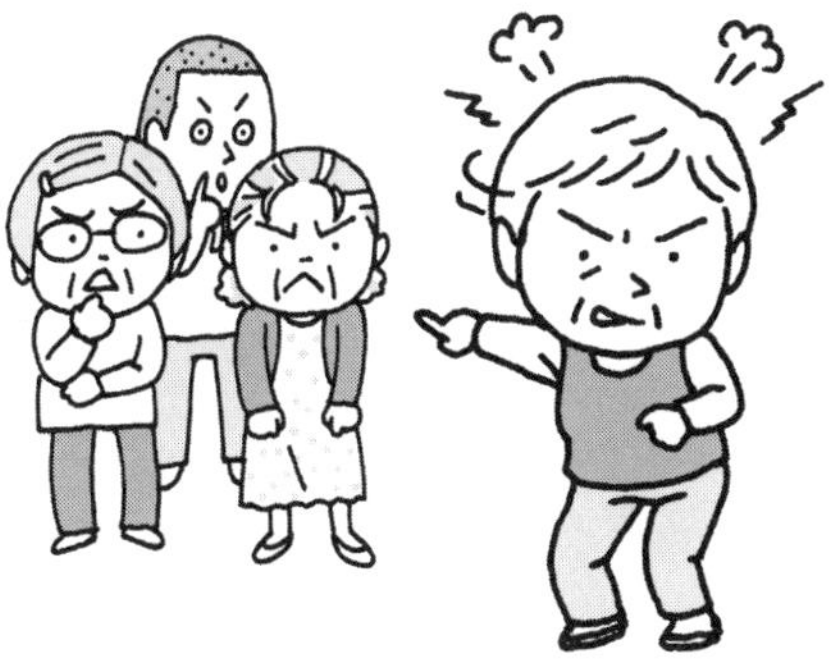

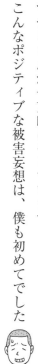

職員にも、

「うちが若い男と話しよるのが、気に入らんのか知らんけど……」

と僕の悪口。

どうなだめても興奮するばかりなので、僕はしばらく距離をおくことに決めます。

険悪な状態が続きました。

マチコさんは僕が外出するとき、必ず玄関先まで見送ってくれました。

でも、この一件があったあとは、

「マチコさん、大阪行ってくるよ」

「勝手に行ってきんさいや！」

こんな調子です。

ところが、よりによってそんなときに、イヤなことが重なったのです。

●●●

2014年6月27日、マチコさんのお父さんが急死しました。

もちろん、マチコさんの「世界」のなかでの話です。

しかし、彼女には紛れもない現実――。

事務室に来たマチコさんは、泣きながら、

「お父ちゃんが死んだんよ！」

僕は、マチコさんの世界を変えるタイミングを待ちました。

が、何を言っても「死んだ！」の一点張りです。

結局、その後3日頑張っても、僕らは「お父ちゃんの死」を「間違い」や「噂」にすり替えることはできませんでした。


娘の私をおいて死んでしまった。

私は結婚もしてないし、子どももいない。

一人ぼっちになってしまった。

墓を守るのも私だけ。

兄も結核で若くして他界……。


マチコさんの世界は、ぐちゃぐちゃになりました。

そして、ご飯を食べなくなりました。

好物の饅頭、フルーツ、お菓子などを出しても、少しかじってやめてしまいます。

リビングでも机に伏せっていることが多くなりました。

あれだけ好きだったドライブにも行きたがりません。

マチコさんは、生きる理由をなくして弱っていきました。

そして8月6日。

とうとう、腎機能低下と原因不明の下血で入院することになったんです。

●●●

僕は、マチコさんと仲のいい入居者や職員と、できる限りお見舞いに行きました。

が、2週間も過ぎるころには口数が減り、天井を見て何か手を差し伸べるように——。

「マチコさん、どうしたん。ボケちゃダメよ」

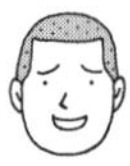

冗談めかしてこう言っても、
「へへへ」
と曖昧に笑うばかりです。

その後、転院――。

あっという間に1ヵ月がたち、マチコさんは別人のようになってしまいました。

話さなくなり、食事にも手をつけようとしません。

担当医と話すと、「血液の数値はいい」と言います。

とすると、回復のためにやることは、食べるだけ……。

それならば病室で一人、何かわからないくらいに砕かれてしまったミキサー食を食べるより、「みのり」に帰って友達と一緒にいたほうが、食欲が出るんじゃないか――。

関係者と十分に話しあって、10月8日、退院させてもらうことになりました。

ところが、「みのり」に戻ってからも食欲は戻りません。

マチコさんの好きな刺身やお寿司、お菓子、何でも用意しました。

介助して口元に近づけても、食べません。

体はひとまわりほども小さくなりました。

病院には点滴のために通っていました。

でも、針が通らないくらい血管が細くなってしまいました。

最期を予感しました。

2回にわたる長期入院。そのときの様子から、マチコさんが病院嫌いなのは明らかです。

でも、ことあるごとに「病院連れてってえや」と言っていたのもまた事実。

迷いましたが、そのときふと、マチコさんの言葉を思い出しました。

あるおばあちゃんは「みのり」で最期を迎えましたが、亡くなる直前に入居者全員と握手をして、ゆっくり息をひきとりました。

その様子を見ていたマチコさんは、僕のところへきてこうつぶやいたのです。

「うちもこういうふうに逝きたいのう」

この言葉こそがマチコさんの本心だと、僕には思えました。


2014年10月12日。

マチコさんは、もう自分では起き上がることができません。

会話もできません。

あれだけ冗談を言いあい、気の向くままに好きなことを言って、過ごしていたのに——。

この日の点滴後の様子を見て、回復しないのであれば点滴も終えようと考えていました。

細くなった血管に針を入れますが、なかなか刺さりません。

3回目でようやく針が入り、1ℓの点滴が行われました。

先生も「今回で点滴を止めよう」と言いました。

もう力を取り戻すことはない、という見立てだったのかもしれません。ところが……。


10月13日。

マチコさんが元気になっていました。点滴の効果でしょうか、会話ができます。

僕は、もしマチコさんが元気になるようなら、ドライブに行くかお風呂に入ってもらおうと考えていました。そこでこう尋ねたんです。

「今日、天気いいし、どっか行く?」

「行きたいねぇ」

「どこ行く?」

「どこでもええ」

「中川、行く?」

「中川行きたい」

「中川」は、マチコさんが生まれて、「みのり」へ入居するまで暮らしていた所。

車で30分の場所です。
お墓もあり、これまでに幾度となく一緒に行ったことがありました。
僕はマチコさんを介助して起こします。
手鏡をかざして左から右へブラシを通し、髪を七三に整えました。
そして車へ。助手席に座ってもらいます。
あとから聞いた話ですが、ドライブに出かけようとする僕らを見た職員は、
〈こんなときにドライブしたら死ぬんじゃないか〉
と、気が気じゃなかったそうです。

ドライブのコースは、何度も通ったお墓、昔マチコさんの自宅があった場所、など。
マチコさんの呼吸や表情を、何度も確認しながら運転しました。
マチコさんは車窓からぼんやりと、遠くを見ていました。

「マチコさん、何でご飯食べんのん?」
「欲しゅうない……」

「食べんかったら、死ぬんだって」

「へへへ、ええあんばいじゃ」

「もう生きんでいいん？」

「はぁ、生きとうない」

「思い残すことないん？」

「………」

「それなら近々、僕とお別れじゃねぇ」

「へへへ、名残惜しいけどね……」

「あの世でも元気でね」

「本当、お世話になりました」

「こちらこそ、ありがとうございました」


ドライブの日以来、僕は点滴をあきらめました。

マチコさんの覚悟を知った以上、邪魔してはいけない。でも、食べてほしい。

僕の心はまだ、揺れていました。

10月14日。
マチコさんの部屋へ行ってあいさつすると、まだ元気があるようでした。
全介助で車イスへ。パジャマからいつもの服に着替えてもらいます。
そして久々に、大好きなお風呂へ入っていただきました。
入浴後は、リビング脇の和室でしばらく休息。

その後、車イスでテーブルに移動してジュースをすすめました。
そこにいた職員が、お菓子や、おむすびをならべてくれます。
ならべすぎるとマチコさんはイヤがります。
なので、小皿にわけていろいろな食べ物をそろえました。

マチコさんは、食べませんでした。

10月15日。
マチコさんと会話ができなくなりました。
話しかけると「う～ん」と返事こそしてくれますが、目は閉じたままです。
座っているときに横について話しかけても、反応しません。
ほとんどの時間、和室で横になっていました。
やっぱり食べません。

10月16日。

この日僕は、和室で極力、マチコさんに添い寝するようにしてました。

ただ一緒にいました。

10月17日。
この日も添い寝。
職員は「本当の恋人のようでした」と。
いつの間にか僕のほうが熟睡。
職員から白い目で見られました。

10月18日。
午前4時。
電話が鳴りました。夜勤者からです。
「マチコさんの呼吸が変わりました」
僕はあわてませんでした。
「みのり」に向かいます。

午前5時1分。
マチコさんは穏やかな表情で旅立たれました。
生きていないのが不思議なくらいの顔。
最期まで人を愛し、愛された方でした。

薬なんかより関係の力があるじゃないか——解説にかえて

三好春樹

やっとのことで、政府も専門家も世間も、「認知症との共生」と言い始めた。

それまでは「早期発見、早期治療」と叫び続けていたのだが、「進行を遅らせる」という効能書きのある薬には、効果がない。それどころか、怒りっぽくなる副作用があるため、介護職も家族も困り果てていたのである。

一部の医者たちも、認知症、特に多数を占める「アルツハイマー型」に対する見方を変え始めた。製薬会社の怪しいデータなんかじゃなく、目の前の認知症の人をちゃんと見ている医者たちが、ようやく、「認知症は脳の病気ではない」と言い始めたのだ。

ある有名な医者は、認知症の原因は老耄《ろうもう》であり、ガンの痛みや死への恐怖から解放してくれるプレゼントのようなものだとまで言っている。脳細胞に〝ベータアミロイド〟なる物質が蓄積するのが原因だと、これまで散々語られたが、最新の知見では、その蓄積は慢性炎症などへの防御反応にすぎないと言う医者もいる。

認知症を治療し予防しようという主張は、認知症が「あってはならないもの」だということを前提としてきた。でも「共生」は、認知症の人がいることを前提としたものだ。捉え方も発想も正反対である。

福祉・介護に目を転じてみよう。福祉・介護の世界には、もともと「共生ケア」というコトバはあった。もっとものこの「共生」という表現、私はあまり好きではない。ちょっと美しすぎるのだ。介護現場の私たちは、「共生」と書いて〝振り回される〟と読む。「もうウンザリ、顔も見たくない、でも排除はしない」までを含めて私は「共生」としたい。

その「共生」の方法を、医療は驚くほど持ち合わせていない。なにしろ、投薬で「問題行動」すら起こせないほど老人を弱らせてしまうのだ。

では、「共生」の方法はどこにあるのだろう。実は、介護がそれを持っている。いや、正しく言うと、いい介護現場にこそ存在している。工夫し試行錯誤してきた介護職こそが、「共生」の方法を体得しているのだ。

そして本書の著者、植賀寿夫さんこそ、「共生」の第一人者である。植さんは私と同じ広島県の出身だ。私はフリーになって郷里を離れたが、広島近辺で仕事があると、介護仲間とお好み焼き屋で一杯やるのを楽しみにしてきた。その席でみんなが、

「植さん、いい仕事してますよ」

と口を揃えるので、早速、酒を飲めない植さんに付き合ってもらって話を聞くと、その興味深いこと。並の介護事業所や介護職が「面倒みきれない！」と放り出すくらい個性的な老人たちに、彼はとことんつきあう。そんな、人間関係こそが認知症ケアだ、と言い切れるだけの豊かな体験が、興味を惹いたのだ。私の感覚は、本書を読んだみなさんにも共有してもらえると思う。

でも、それ以上に私が興味深かったのは、彼の生活歴である。裕福とはいえない家庭に生まれ、中学生のときに父と死別、高校卒業後に自立した植さんは、食事もろくにとれないほどの貧困生活に耐えて専門学校に入学した。そこで介護福祉士の資格を取得し、現在に至るのだ。

もし私が彼と同じ立場だったら、社会を恨んで犯罪者か革命家になろうとしただろうが、彼は介護という道を選んだ。おそらく、困っていたとき、いろいろな人に支えてもらった体験が、「認知症の人をとことん支える」という彼の姿勢にどこかでつながっているに違いない。

本書では彼の生活歴には触れられていないが、それだけでもう一冊本が書けるのではないか、映画にもならないか、などと私は考えているほどだ。人生に無駄なものはないなあ。

ところで、ぎりぎりのところで犯罪者にはならなかった私は、もちろん革命家にもなれず、偶然流れ着いた介護の世界の面白さ・奥深さに気づいて以来、介護職向きの講演と執筆で糊口をしのいでいる。『関係障害論』（雲母書房）なんて難解な題の本に、哲学者のミシェル・フーコーを登場させたりと、他の人がやらないようなことをしてきた。でも〝異端〟や〝反主流〟になるのがやっとである。

でも、植さんは違う。「うまくケアできない原因は、お互いの『人間関係』にあります。人間関係を整えることで問題の多くが解決できます」と、普通のコトバで語りながら、同時にとても普通の人にはできないような関わり方を、広島弁を交じえて日常の風景として語るのだ。実は植さんのやっていることこそ革命であり、彼こそが革命家に違いない。

それにしても、「早期発見、早期治療」から「共生」へと移行するのは遅すぎた。私はこれまで、認知症の薬の副作用で荒れている人に抗精神病薬を投与した結果、あっという間にグッタリして回復不能になった、という悲しい事例をたくさん見聞きしてきた。

そんな悲劇をひとつでもなくすために、介護職・介護家族にはぜひ本書を手にしてもらいたいと切に思う。

謝辞

マチコさんが亡くなってこれほどショックを受けるとは、自分でも驚きました。出会いのきっかけは「介護」でしたが、介護する側・される側という関係をこえて、もっと大きな存在だったとあらためて気づかされました。大切なことを伝えてくださったのは、マチコさんだけではありません。「みのり」に入居している方々は、僕たち職員に「オレを前例と比べるな」「お前たちとは初めて出会ったんだぞ」と常に教えてくださいました。そうでなければ、今でも僕たちは「人」を見ず、教科書だけを見て「対応」していたと思います。また、入居者のご家族には、日々いろいろなご協力とご理解をいただいています。さらに、僕を上司扱いして付きあってくれている「みのり」の職員にも、この場を借りてお礼を伝えたいと思います。

24歳のころ、僕に期待し叱咤し続けてくれた人がいます。そこから僕の介護は始まりました。その人のおかげで、少しは役に立てる介護職員になれたのかなと思っていた矢先、この本が出る前にがんで倒れました。今はもういません。この人が歳をとったら、介助して恩を返したかった。本当にありがとうございました。

最後に、僕の家族にも感謝します。老健をやめるとき、妻とはまだ婚約中でした。給料が減ることを説明し、それでも転職したいと相談しました。「減るぶん、私が稼ぐ」と言って背中を押してくれました。休日出勤が多く、予定をキャンセルしたこともあります。でも愚痴ひとつ言わず、疲れて帰ってくる僕にマッサージをしてくれました。今の僕があるのは妻のおかげです。本当にありがとう。

植　賀寿夫

|著者|植 賀寿夫（うえ・かずお）
1979年、広島県生まれ。介護福祉士、介護支援専門員（ケアマネジャー）。専門学校を卒業後、介護老人保健施設、デイケア、デイサービスなどを経て「みのりグループホーム川内」に管理者として入職、施設長として運営に携わったのち独立し、現在は広島市内にある「デイサービスそうら」で代表を務める。自らも現場で高齢者のケアにあたるほか、20年にわたる現場経験を活かして他施設での職員研修や、地域の老人会、学校などで行われる認知症の講座も担当する。

漫画・イラスト　秋田綾子
編集・本文DTP　七七舎

認知症《にんちしょう》の人《ひと》のイライラが消《き》える接《せっ》し方《かた》　介護ライブラリー

2020年 5 月26日　第1刷発行
2022年 7 月29日　第5刷発行

著　者　植《うえ》 賀寿夫《かずお》
装　幀　山原　望
発行者　鈴木章一
発行所　株式会社講談社
東京都文京区音羽二丁目12－21　郵便番号112－8001
電話　編集　03－5395－3560
販売　03－5395－4415
業務　03－5395－3615

印刷所　株式会社新藤慶昌堂
製本所　株式会社若林製本工場

KODANSHA

©Kazuo Ue 2020, Printed in Japan

定価はカバーに表示してあります。

落丁本・乱丁本は購入書店名を明記のうえ、小社業務宛にお送りください。送料小社負担にてお取り替えいたします。なお、この本についてのお問い合わせは、第一事業局企画部からだとこころ編集宛にお願いいたします。

本書のコピー、スキャン、デジタル化等の無断複製は著作権法上での例外を除き禁じられています。本書を代行業者等の第三者に依頼してスキャンやデジタル化することは、たとえ個人や家庭内の利用でも著作権法違反です。

本書からの複写を希望される場合は、事前に日本複製権センター（☎03-6809-1281）の許諾を得てください。

Ⓡ〈日本複製権センター委託出版物〉

ISBN978-4-06-519574-1
N. D. C. 369.26　223p　19cm